100 entraînements
au poids du corps sans matériel
Volume 2
2020

Neila Rey | darebee.com

Traduit de l'anglais par **Natalia Tolu**

Imprimé au Royaume-Uni. Première impression 2020,
ISBN-10: 1-84481-157-3
ISBN-13: 978-1-84481-157-1

Avertissement et Clause de non-responsabilité. Bien que toutes les précautions aient été prises pour vérifier l'exactitude des informations contenues dans le présent document, l'auteur et l'éditeur déclinent toute responsabilité pour d'éventuelles erreurs ou omissions. L'auteur et l'éditeur déclinent également toute responsabilité pour les dommages ou blessures pouvant résulter de l'utilisation des informations contenues dans cette publication.

100 workouts - Volume II

1. 2-Minute Abs
2. Abs Upgrade
3. Altered Carbon
4. Armory
5. Banshee
6. Bat Out of Hell
7. BBQ Workout
8. Berserker
9. Big Bang
10. Body Mod
11. Body Patch
12. Bootcamp
13. Bottom Line
14. Bounty Hunter
15. Boxer Abs
16. Boxer Flexibility
17. Boxer Power
18. Cardio Combat
19. Cardio Demon
20. Cardio Drill
21. Cardio Fire
22. Cardio Light
23. Cardio Melt
24. Cardio Sofa
25. Caterpillar-Butterfly
26. Centurion
27. Cerberus
28. Chapter One
29. Chase
30. Chimera
31. Chisel
32. Code Zero
33. Commander
34. Commando
35. Conqueror
36. Cossack
37. Crusher
38. Cypher
39. Damage Control
40. Danger Zone
41. Deadlock
42. Death by Burpees
43. Demolition
44. Dirty 30
45. Double Dash
46. Ender
47. Express Abs
48. Finisher
49. Finish Line
50. Free Fall
51. Fullbody Render
52. Gambit
53. Heist
54. Hell Diver
55. Hell Raider
56. Hightail
57. Hunter
58. Huntsman
59. Inferno
60. Initiation
61. Iron Bar
62. Iron Claw
63. Iron Fist
64. Iron Maiden
65. Kamikaze
66. King of the Hill
67. Kitsune
68. Knockout
69. Kraken
70. Launch Codes
71. Live Wire
72. Lumberjack
73. Mutiny
74. Night Shift
75. No Capes
76. Off the Grid
77. One Punch
78. Part 2
79. Plan B
80. Power Mode
81. Power Run
82. P.S.
83. Punch Out
84. Push-Up Massacre
85. Ragnarok
86. Reboot
87. Recon Squad
88. Recruit
89. Scorcher
90. Sculptor
91. Sentinel
92. Sniper
93. Splits
94. Springboard
95. Static Zap
96. Superplank
97. Tank Top
98. Top to Bottom
99. Valkyrie
100. Watch Me

Introduction

Les exercices au poids du corps peuvent paraître faciles, mais si vous n'y êtes pas habitué, c'est moins aisé qu'il n'y paraît. C'est tout aussi intense que la course et c'est tout aussi difficile, donc si vous avez du mal avec cela au tout début, c'est parfaitement normal. Vous vous améliorerez une fois que vous commencerez à le faire régulièrement. Faites-le à votre rythme et prenez des pauses plus longues si vous en avez besoin.

Vous pouvez commencer par une seule séance individuelle de la collection et puis voir ce que vous ressentez. Si vous êtes nouveau dans l'entraînement au poids du corps, commencez toujours par une séance de niveau I (niveau de difficulté).

Vous pouvez choisir n'importe quel nombre de séances par semaine, généralement entre 3 et 5, et les alterner pour des résultats optimaux.

Certaines séances sont plus adaptées à la perte de poids et à la tonification, d'autres sont plus adaptées à la force, certaines font les deux. Pour vous faciliter le choix, elles ont toutes été classées par OBJECTIF. Utilisez ce principe pour créer un programme d'entraînement en fonction de votre besoin.

Les entraînements BRULE-GRAISSE et FORCE vous aideront à perdre du poids, à augmenter votre capacité pulmonaire et à améliorer votre tonus musculaire. Certains sont simplement plus spécialisés, mais cela ne signifie pas que vous devez vous concentrer exclusivement sur l'un ou l'autre. Quel que soit votre objectif avec l'entraînement au poids du corps, vous bénéficierez d'exercices qui produisent des résultats dans les deux domaines.

Pour une accessibilité maximale cette collection a été conçue pour être utilisé complètement sans équipement, de sorte que plusieurs exercices au poids du corps, comme les tractions, ont été exclus. Si vous voulez travailler davantage vos biceps et votre dos et que vous avez accès à une barre de traction, si vous avez une chez vous ou que vous pouvez en utiliser ailleurs, comme sur un terrain de jeu proche (barres de singe par exemple), en plus de votre entraînement vous pouvez faire des tractions en prise large et en prise serrée, 3 séries jusqu'à épuisement 2-3 fois par semaine avec jusqu'à 2 minutes de repos entre les séries. Vous pouvez également ajouter des tractions au début ou à la fin de chaque série d'un entraînement de force.

Tous les entraînements de cette collection conviennent aux hommes et aux femmes, aucune restriction d'âge ne s'applique.

Mode d'emploi

Les fiches d'entraînement (ou séance) (en anglais - workout) sont lues de gauche à droite et contiennent les informations suivantes: grille avec exercices (images), nombre de répétitions (reps) à côté de chacun, nombre de séries (sets) pour votre niveau de forme physique (I, II ou III) et temps de repos.

SAMPLE WORKOUT

NIVEAU I 3 sets **NIVEAU II** 5 sets **NIVEAU III** 7 sets **REPOS** jusqu'à 2 min

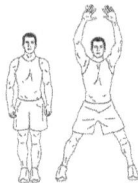

10 jumping jacks   **20** levés de genoux   **40** coups de mains serrées

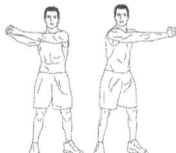

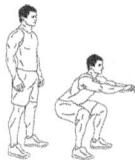

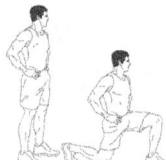

10 flexions   **20** fentes avant   **10-count** planche

20 grimpeurs   **10** planches jump-ins   **10** pompes

Niveaux de difficulté :

Niveau I : normal

Niveau II : difficile

Niveau III : avancé

1 SET (SERIE)

10 jumping jacks
20 levés de genoux (10 chaque jambe)
40 coups de mains serrées (20 de chaque côté)
10 flexions
20 fentes avant (10 chaque jambe)
planche en comptant jusqu'à 10
20 grimpeurs (10 chaque jambe)
10 planches jump-ins
10 pompes

2 minutes maximum de repos entre les séries (sets)
(30 secondes, 60 secondes ou 2 minutes, comme vous le sentez)

« Reps »signifie répétitions, combien de fois un exercice est effectué. Les Reps sont généralement situés à côté du nom de chaque exercice. Le nombre de répétitions est toujours un nombre total pour les deux jambes / bras / côtés. Il est plus facile de compter de cette façon: par exemple s'il dit 20 grimpeurs, cela signifie que les deux jambes sont déjà comptées - c'est 10 répétitions par jambe.

Reps (répétitions) jusqu'à épuisement signifie l'épuisement musculaire = votre maximum personnel, vous répétez le mouvement jusqu'à ce que vous ne puissiez plus. Cela peut aller de un à vingt, ce qui s'applique normalement à des exercices plus difficiles. Le but est d'en faire le plus possible.

La transition d'un exercice à l'autre est une partie importante de chaque série (set) - c'est souvent ce qui rend un entraînement particulier plus efficace. Les transitions sont soigneusement élaborées pour surcharger davantage des groupes musculaires spécifiques pour de meilleurs résultats. Par exemple, si vous voyez une planche suivie de pompes, cela signifie que vous commencez à effectuer des pompes juste après avoir fini avec la planche en évitant de laisser tomber votre corps sur le sol entre les deux.

Il n'y a pas de repos entre les exercices - seulement après les séries, sauf indication contraire. Vous devez terminer la série complète d'un exercice à l'autre aussi vite que possible avant de pouvoir vous reposer.

Que signifie «jusqu'à 2 minutes de repos»: cela signifie que vous pouvez vous reposer jusqu'à 2 minutes, mais plus tôt vous pourrez recommencer, mieux ce sera. Finalement, votre temps de récupération s'améliorera naturellement, vous n'aurez pas besoin des deux minutes pour récupérer - et cela indiquera également que votre condition physique s'améliore.

«10-count » signifie - maintenir en comptant jusqu'à 10, par exemple « 20-count planche » signifie - planche maintenue en comptant jusqu'à 20. «To fatigue planche » signifie – planche maintenue jusqu'à épuisement. «10 planche bras levé » signifie – planche avec levées de bras en alternance (5 fois chaque bras = 10 pour les deux)

Vous pouvez trouver le lexique utilisé à la fin du livre.

Temps de repos recommandé:

Niveau I: 2 minutes ou moins

Niveau II: 60 secondes ou moins

Niveau III: 30 secondes ou moins

Si vous ne pouvez pas encore faire toutes les pompes au niveau I, il est parfaitement acceptable de faire des pompes sur les genoux à la place. La modification fait travailler les mêmes muscles qu'une pompe complète, mais réduit considérablement la charge, ce qui vous aide à vous y habituer. Il est également possible de passer aux pompes sur les genoux à tout moment si vous ne pouvez plus faire des pompes complètes dans les séries suivantes.

Bibliothèque d'exercices vidéo
http://darebee.com/exercises

Les exercices sont organisés par ordre alphabétique afin que vous puissiez les retrouver plus facilement.

1   2-Minute Abs

Si vous n'avez que deux minutes pour faire de l'exercice, vous ne pouvez pas faire mieux que l'entraînement abdominal de 2 minutes. Les abdos sont nécessaires chaque fois que nous faisons quelque chose de physique et ils jouent un rôle central dans le soutien de la colonne vertébrale, affectant la posture et améliorant les performances physiques. Le programme Abs 2-Minute vous aide à renforcer ce groupe musculaire d'une importance cruciale.

OBJECTIF : ABDOS

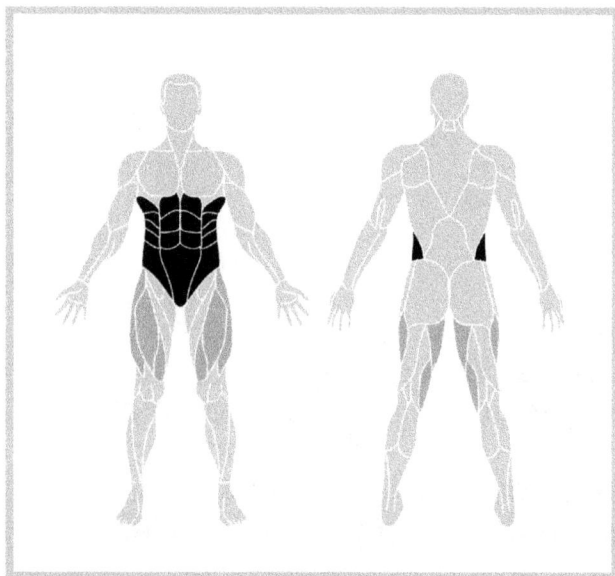

2-minute abs

DAREBEE WORKOUT © darebee.com

20 sec pour chaque exercice | pas de repos entre les exercices

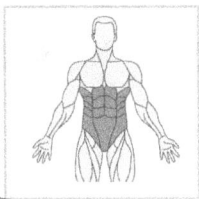

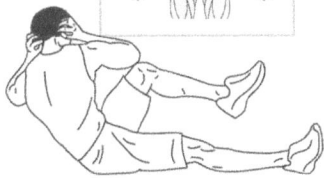

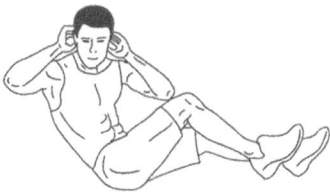

1. crunchs genou-au-coude

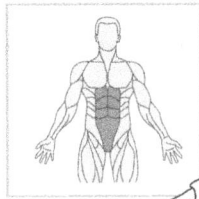

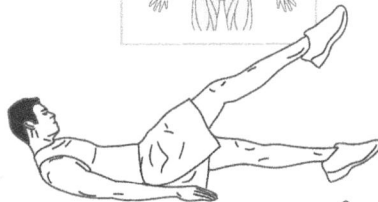

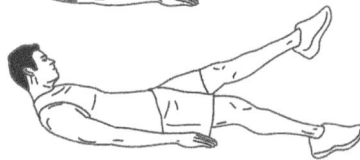

2. battements de jambes

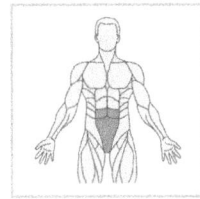

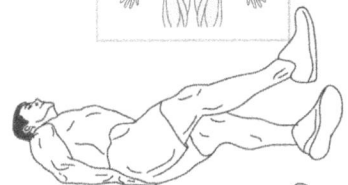

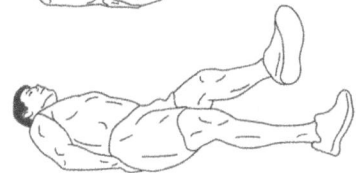

3. ciseaux

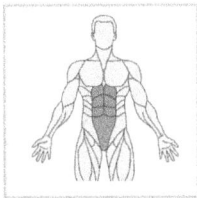

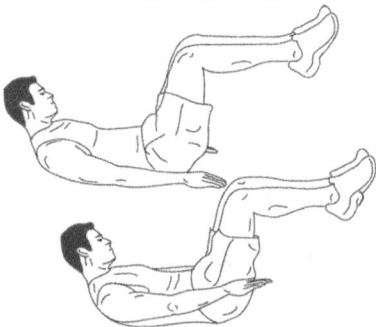

4. la centaine Pilates

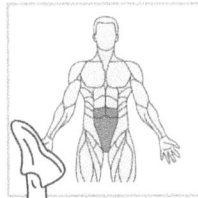

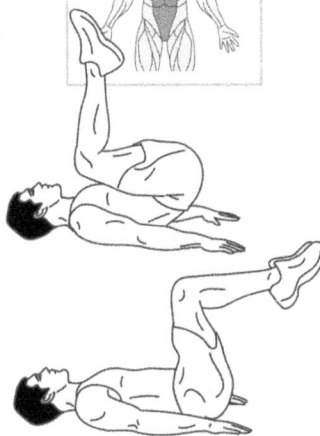

5. crunchs inversés

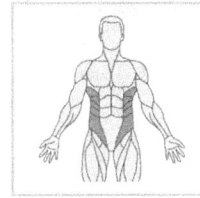

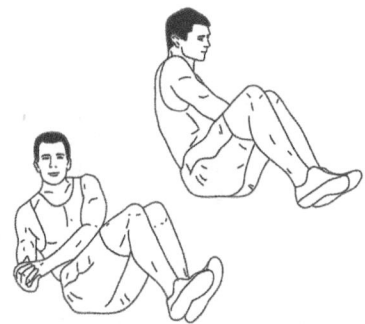

6. rotations russes

2   Abs Upgrade

Les abdos ne sont pas seulement le moteur qui alimente certains de vos mouvements les plus énergiques, ils jouent également un rôle essentiel dans la protection d'une partie vulnérable de votre corps. L'entraînement Abs Upgrade fait travailler chacun des quatre principaux groupes de muscles abdominaux pour une sensation globale.

OBJECTIF : ABDOS

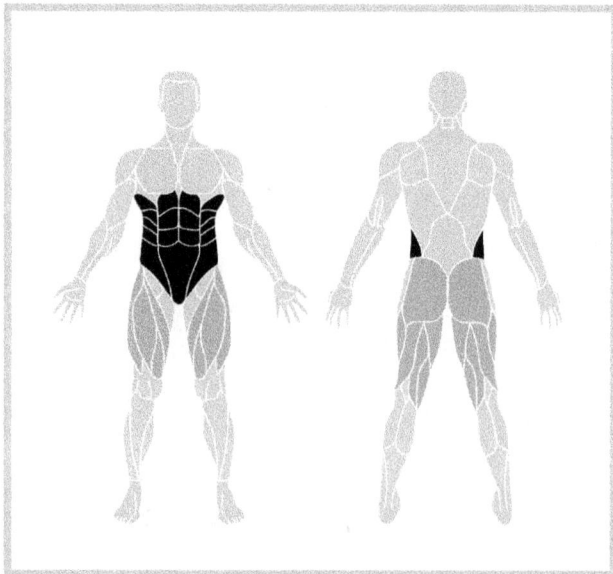

abs upgrade

DAREBEE WORKOUT © darebee.com

NIVEAU I 3 sets **NIVEAU II** 4 sets **NIVEAU III** 5 sets **REPOS** jusqu'à 2 min

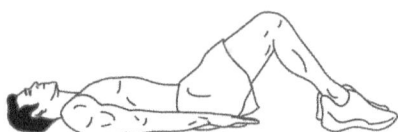

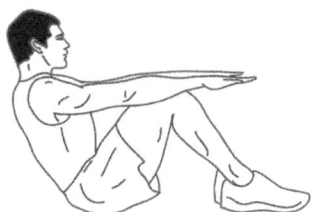

10 levées du buste **10** rotations russes **10** battements de jambes

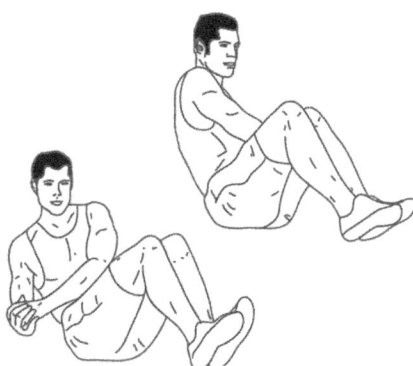

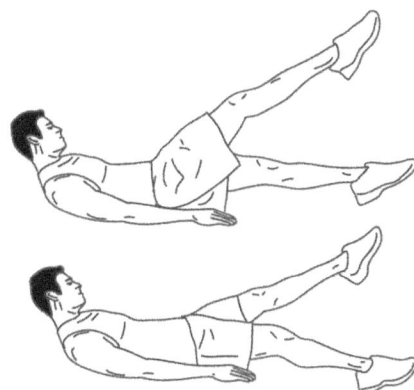

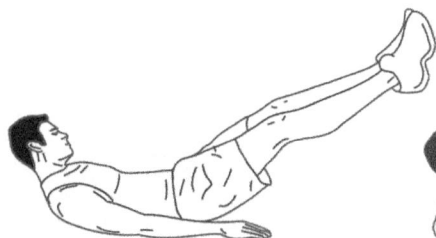

20-count levée de jambes **20-count** planche **20-count** planche jambe levée

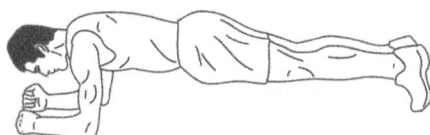

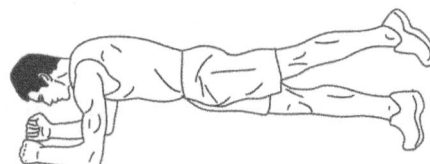

Altered Carbon

L'exercice est conçu pour vous permettre de faire une chose en particulier : être la meilleure version possible de vous-mêmes. L'entraînement Altered Carbon est (avec une référence éclairée à un livre de science-fiction populaire) conçu pour vous aider à vous améliorer, à augmenter vos capacités et à devenir ... eh bien, un nouveau modèle amélioré de vous.

OBJECTIF : BRULE-GRAISSE

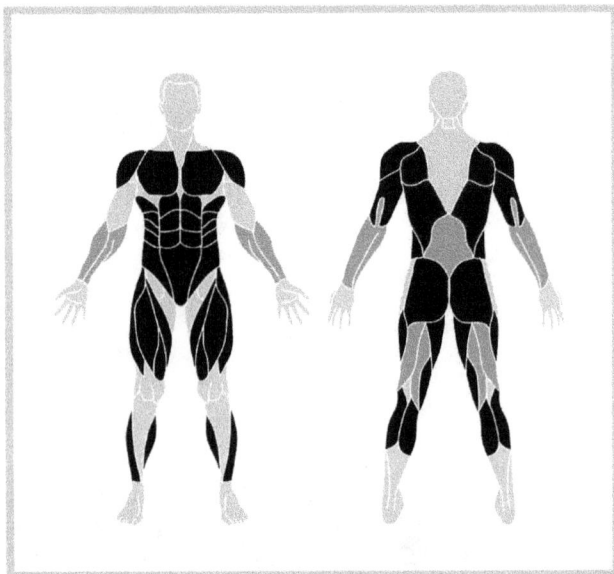

ALTERED CARBON

DAREBEE WORKOUT
© darebee.com

NIVEAU I 3 sets
NIVEAU II 5 sets
NIVEAU III 7 sets
REPOS jusqu'à 2 min

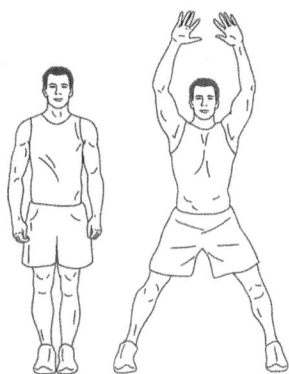

10 jumping jacks

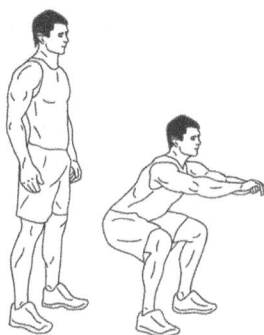

10 squats

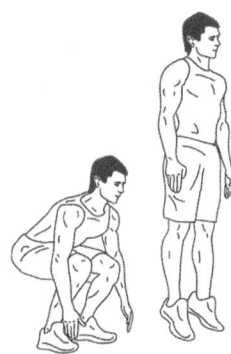

2 squats sautées

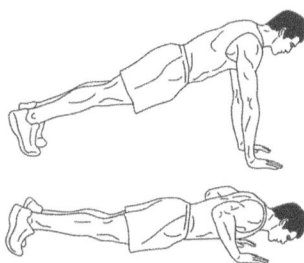

2 pompes

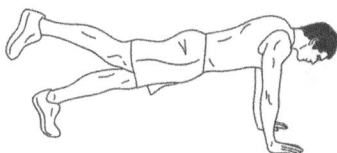

10-count levée de jambes maintenue

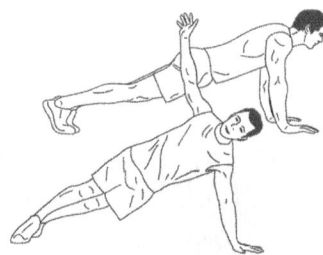

10 rotations en planche

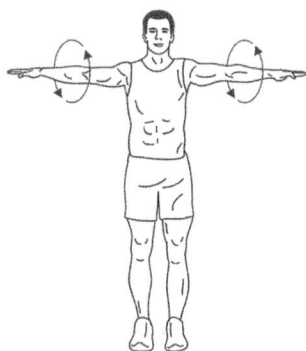

10 cercles de bras

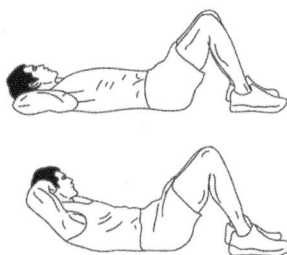

10 crunchs

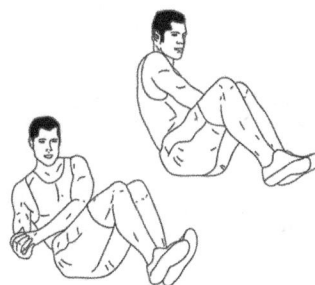

10 rotations russes

4 Armory

Armory est un entraînement pour tout le corps qui cible la forme des fascias pour produire une puissance et une explosivité supplémentaires dans chaque mouvement que vous faites. Les exercices sont conçus pour forcer les muscles à travailler de manière précise à travers les mouvements de combat du haut du corps, utilisant tout votre corps comme arme principale.

OBJECTIF : FORCE & TONIFICATION

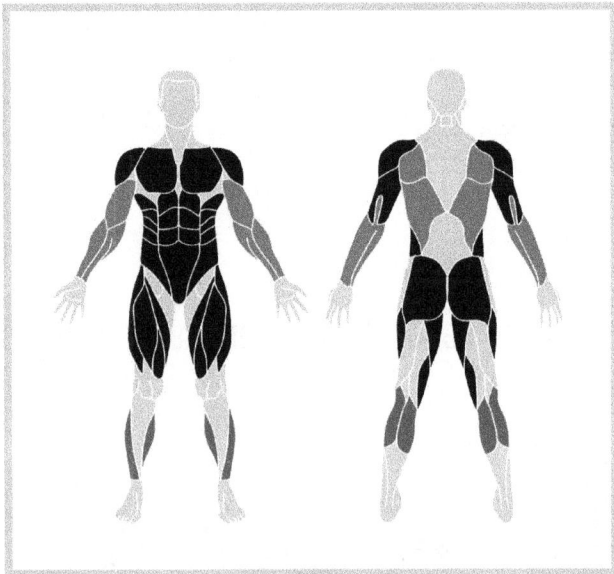

ARMORY

DAREBEE WORKOUT © darebee.com

NIVEAU I 3 sets **NIVEAU II** 4 sets **NIVEAU III** 5 sets **REPOS** jusqu'à 2 min

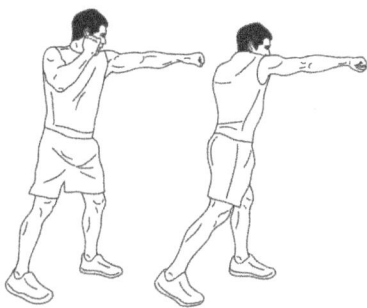

30 coups de poing

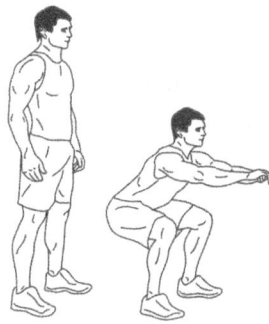

10 squats

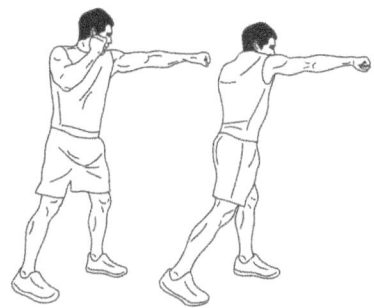

30 coups de poing

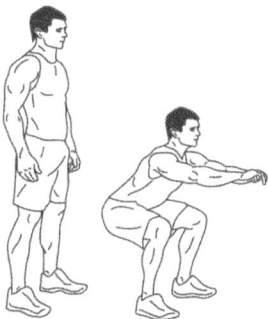

10 squats

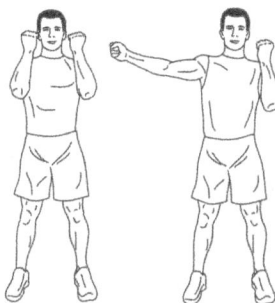

30 coups de poing de côté

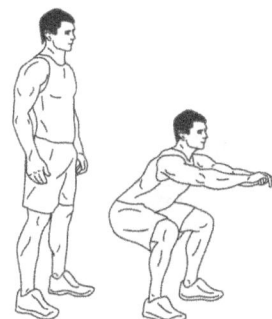

10 squats

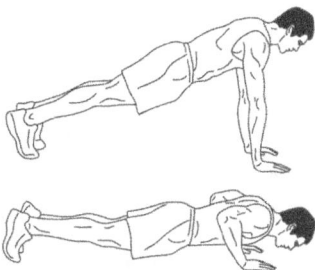

10 pompes

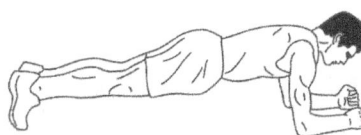

30-count planche sur les coudes

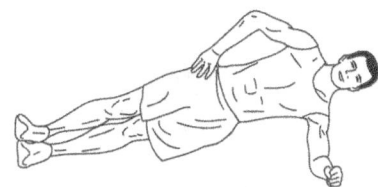

30-count planche latérale

5 Banshee

Quand il n'y a que vous contre le monde et le seul indice que vous ayez est que les chances sont contre vous, vous savez que la seule façon de survivre est de retrousser vos manches et de vous mettre à travailler les bases. Un core solide, des jambes stables et des bras forts sont les atouts de votre boîte à outils. Maintenant, vous devez faire face à des opportunités improbables, affronter un nombre infini d'adversaires et espérer que l'amour de votre vie vous retrouvera. Nous ne pouvons rien promettre ici sauf la possibilité de développer une bonne force de base, une bonne agilité, un contrôle corporel et une forte confiance en vous. Maintenant, allez les chercher et si vous vous retrouviez inopinément du côté de la loi, juste jouez le jeu.

OBJECTIF : FORCE & TONIFICATION

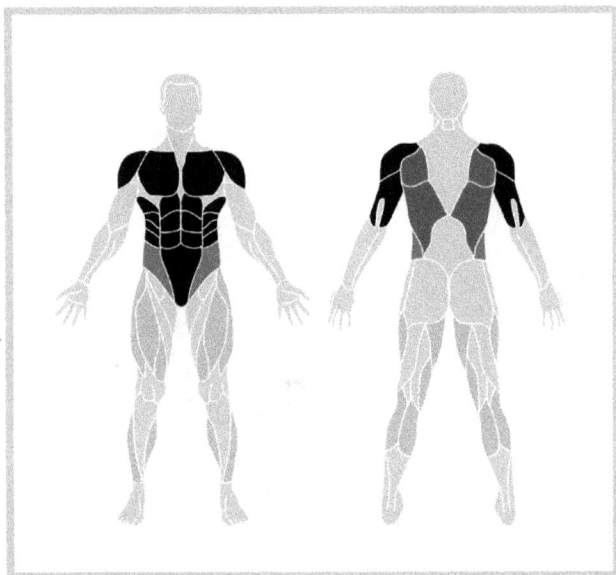

BANSHEE

DAREBEE WORKOUT © darebee.com

NIVEAU I 3 sets **NIVEAU II** 4 sets **NIVEAU III** 5 sets **REPOS** jusqu'à 2 min

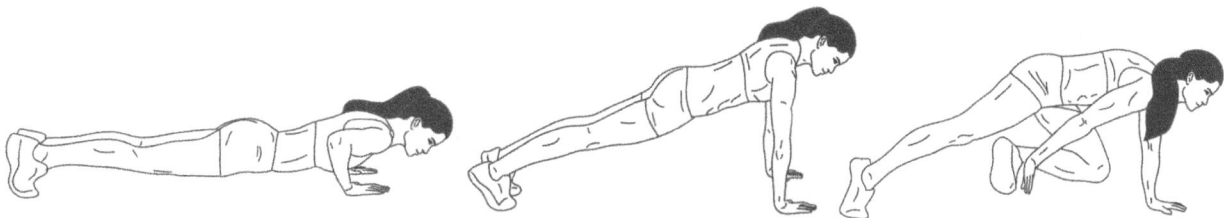

10combos pompe + grimpeur toucher-pied (chaque pied)

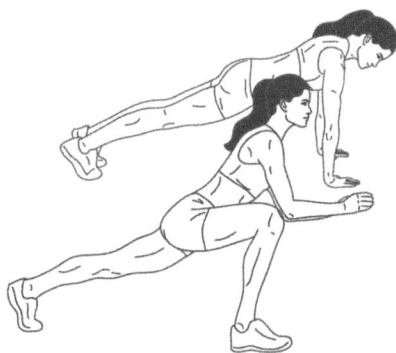

4 planches dynamiques
vers fentes

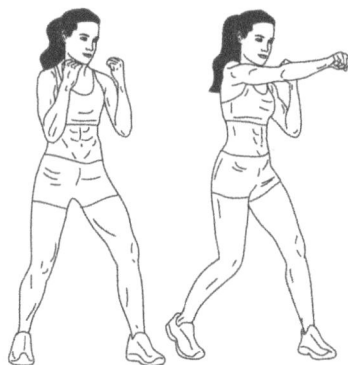

20 coups de poing

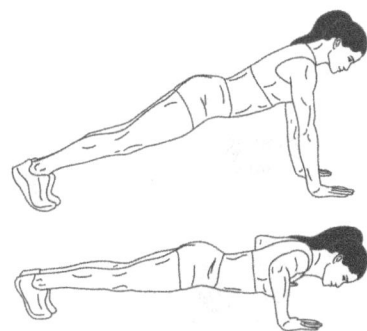

4 pompes prise large

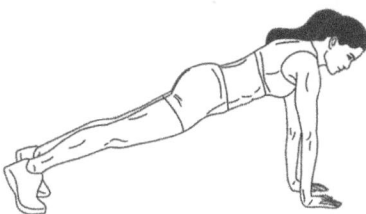

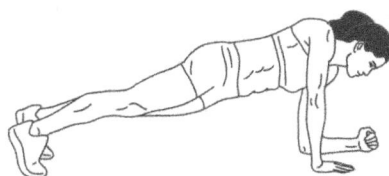

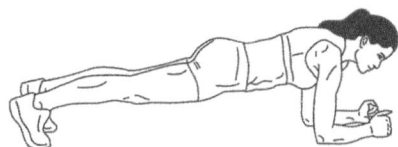

4 planches dynamiques

6   Bat Out of Hell

Bat Out Of Hell est un entraînement rapide et rythmé qui fait surchauffer les muscles en seulement trois exercices. La charge alternée sur les muscles au fur et à mesure que vous passez de l'un à l'autre garantit votre récupération à la volée, car les muscles sont alternativement utilisés de manière concentrique et excentrique.

OBJECTIF : BRULE-GRAISSE

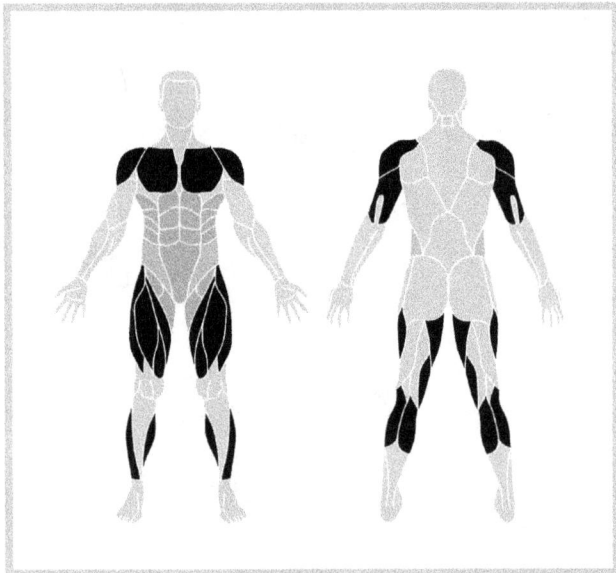

BAT OUT OF HELL

DAREBEE WORKOUT © darebee.com

NIVEAU I 3 sets **NIVEAU II** 5sets **NIVEAU III** 7 sets

2 minutes de repos entre les sets

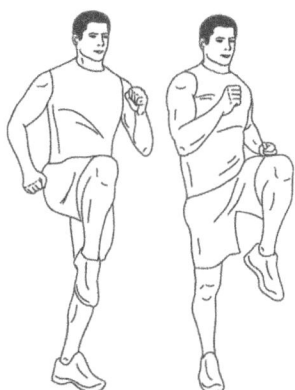

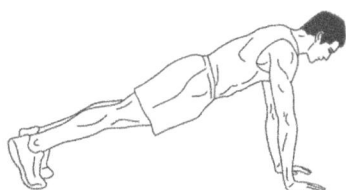

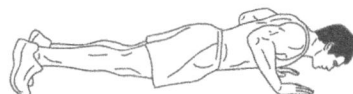

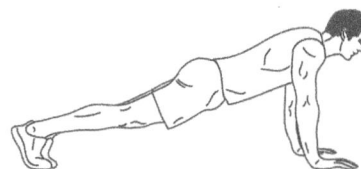

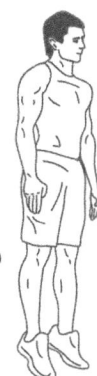

20 levées de genoux

2 pompes

20 levées de genoux

2 burpees avec saut

20 levées de genoux

2 pompes

20 levées de genoux

2 burpees avec saut

finish

7   BBQ Workout

Lorsque vous êtes prêt à chauffer vos côtelettes, à faire sauter vos cuissots et à avoir la frite, vous êtes prêt pour notre BBQ Workout. Blagues mises à part, après cet entraînement vous vous sentirez vraiment cuit.

OBJECTIF : BRULE-GRAISSE

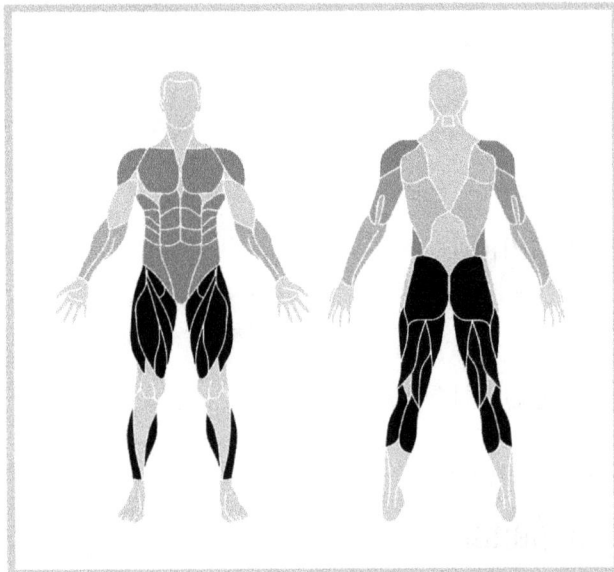

BBQ

NIVEAU I 3 sets
NIVEAU I 5 sets
NIVEAU I 7 sets
REPOS jusqu'à 2 min

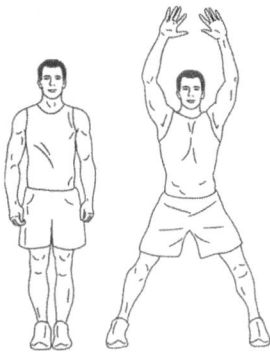

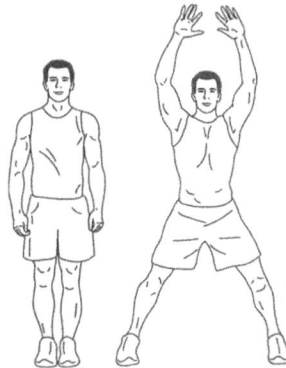

10 jumping jacks   **4** pieds écartés/serrés en planche   **10** jumping jacks

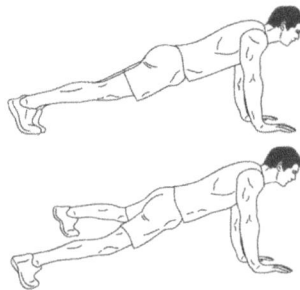

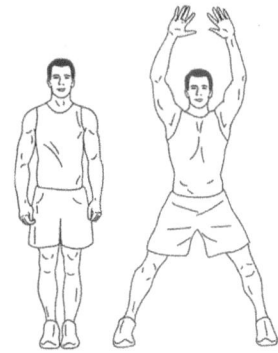

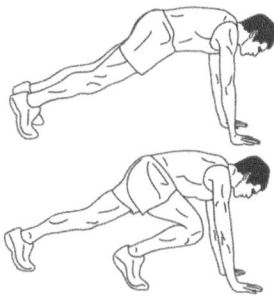

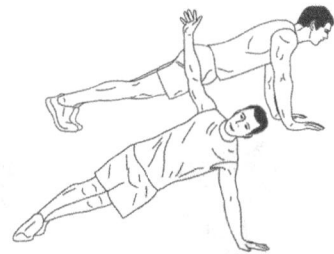

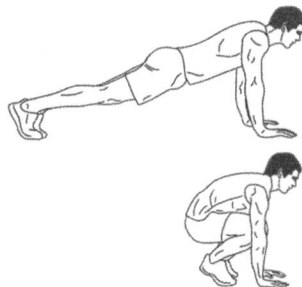

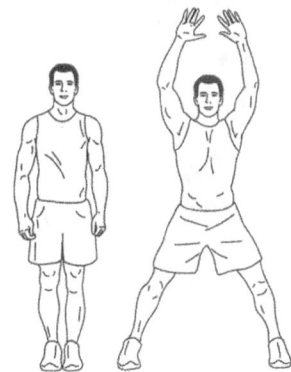

4 grimpeurs   **10** jumping jacks   **4** rotations en planche

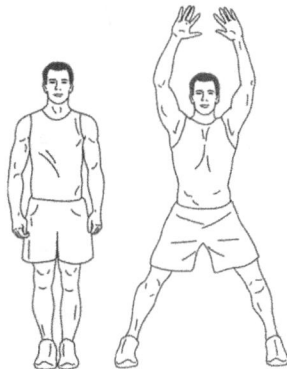

10 jumping jacks   **4** planche jump-ins   **10** jumping jacks

8 Berserker

Certains entraînements orientés sur la force corporelle sont conçus pour vous botter les fesses et Berserker en fait partie. D'un exercice à l'autre, les grands groupes musculaires sont travaillés puis retravaillés mais avec la charge en constante évolution. Il est temps de récupérer (un peu) à la volée. Vous entrez dans la zone de transpiration du tout premier set, mais résistez et vous sentirez la différence lorsque vous aurez terminé.

OBJECTIF : FORCE & TONIFICATION

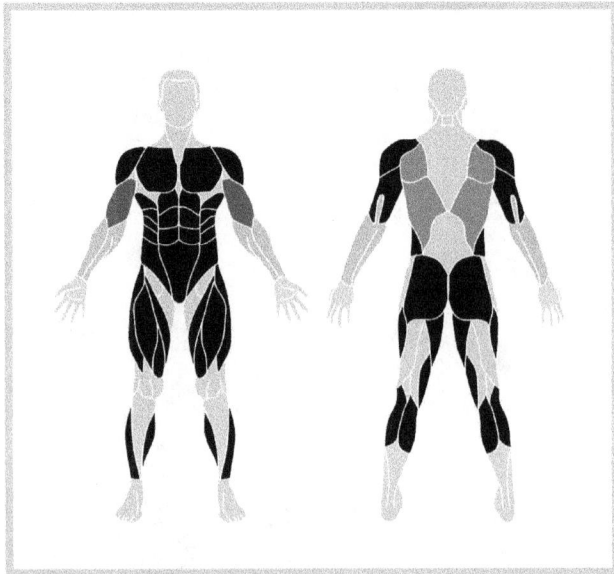

BERSERKER

DAREBEE WORKOUT © darebee.com

NIVEAU I 3 sets **NIVEAU II** 5 sets **NIVEAU III** 7 sets **REPOS** jusqu'à 2 min

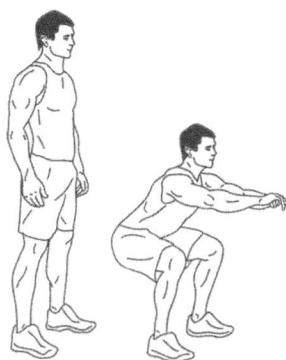

10 squats

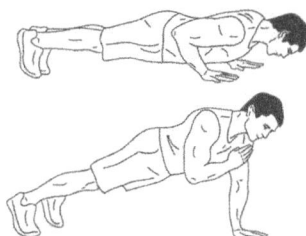

4 pompe + toucher-épaule

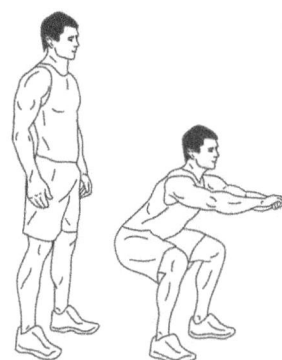

10 squats

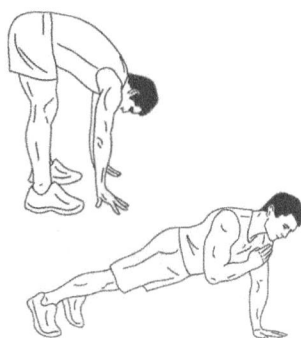

4 walk-outs + toucher-épaule

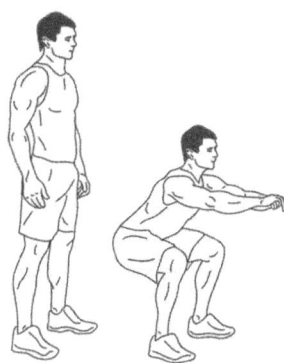

10 squats

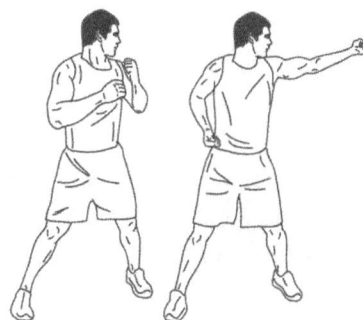

20 backfists

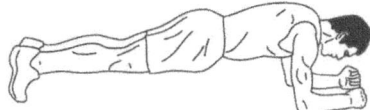

20sec planche

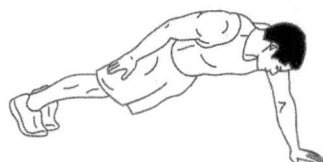

20sec planche sur un bras

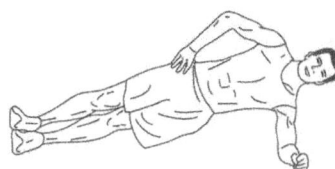

20sec planche latérale

9 Big Bang

Un entraînement rapide et énergique vous aide à bien transpirer, à faire bouger votre corps et à brûler quelques calories. L'entraînement Big Bang fait tout cela, mais en plus, son passage de la vitesse à la force remet également en question le contrôle musculaire que vous avez sur votre corps. C'est parfait lorsque vous voulez faire de l'exercice mais que vous n'êtes pas sûr de ce que vous voulez faire et que vous ne voulez toujours pas vous sentir d'avoir triché après un bon entraînement.

OBJECTIF : BRULE-GRAISSE

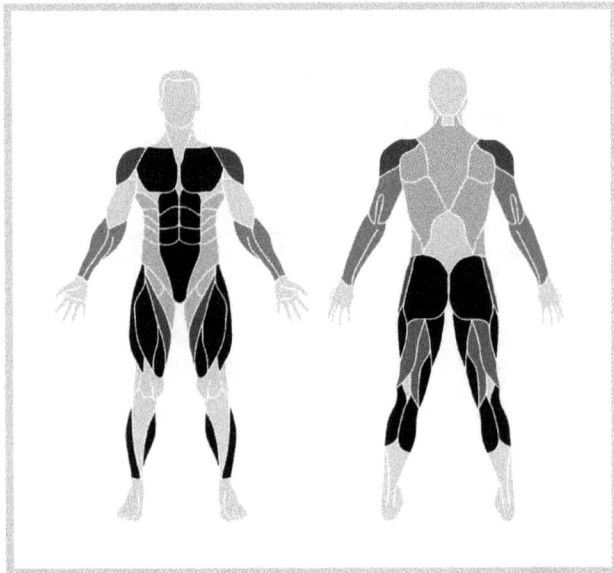

BIG BANG

DAREBEE WORKOUT
© darebee.com

NIVEAU I 3 sets
NIVEAU I 5 sets
NIVEAU I 7 sets
REPOS jusqu'à 2 min

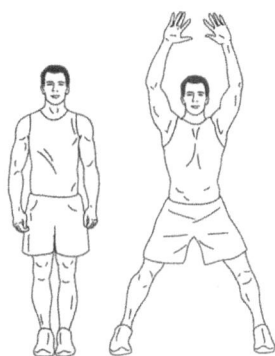

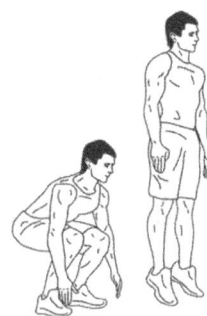

10 jumping jacks   **2** pompes   **2** squats sautés

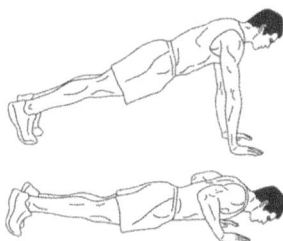

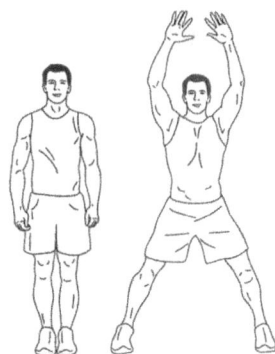

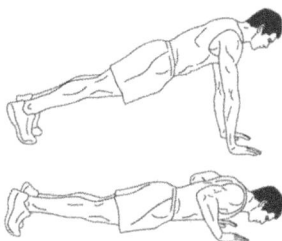

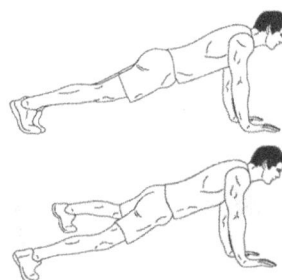

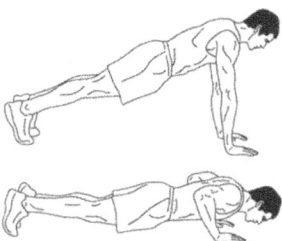

10 jumping jacks   **2** pompes   **2** pieds écartés/serrés en planche

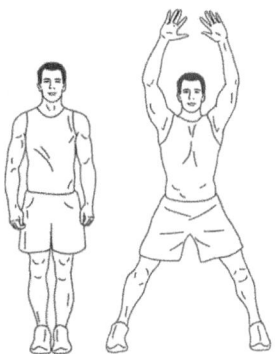

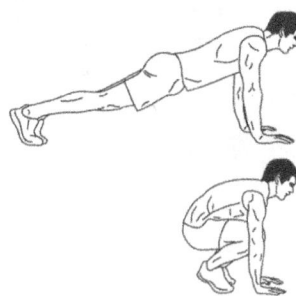

10 jumping jacks   **2** pompes   **2** planche jump-ins

10 Body Mod

Si vous recherchez un entraînement complet qui vous amènera rapidement dans la zone de transpiration et vous aidera à augmenter la vitesse, l'endurance et la force globale du corps, Body Mod est exactement ce dont vous avez besoin. Montez vos genoux à hauteur de taille lorsque vous faites les Pas de marche et les Levées de genoux. Optez également pour la hauteur quand vous faites les Flexions sautées. Réduisez le repos entre les séries à 1 minute. Et finalement vous obtenez une arme puissante pour libérer le potentiel de vos propres capacités physiques.

OBJECTIF : BRULE-GRAISSE

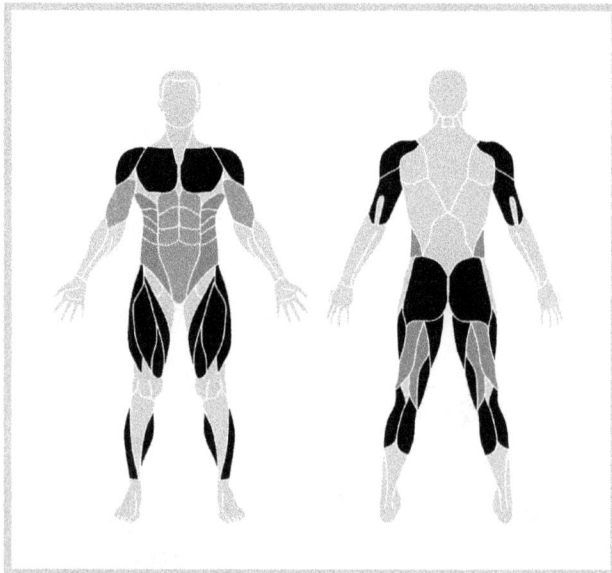

BODY MOD

DAREBEE WORKOUT © darebee.com

NIVEAU I 3 sets **NIVEAU II** 5 sets **NIVEAU III** 7 sets **REPOS** jusqu'à 2 min

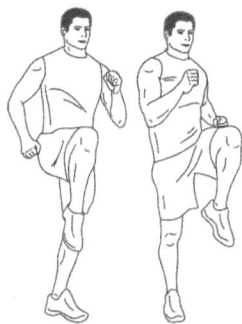

20 levées de genoux   **20** pas de marche   **4** fentes sautées

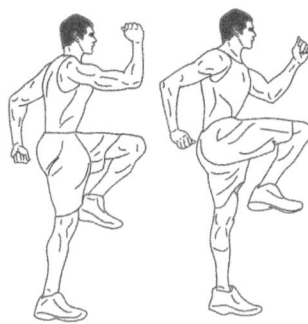

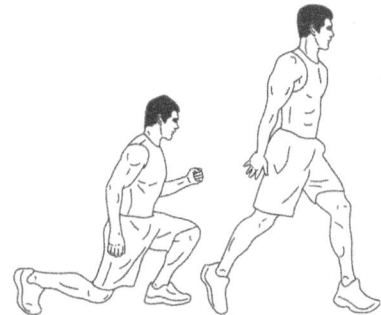

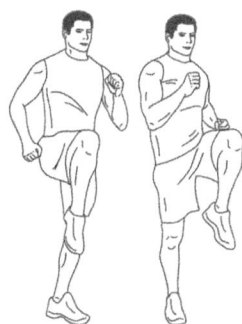

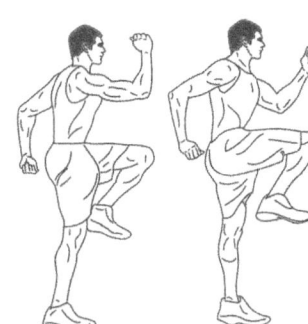

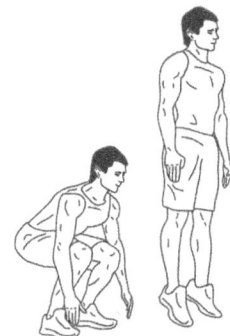

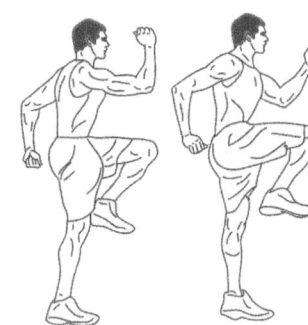

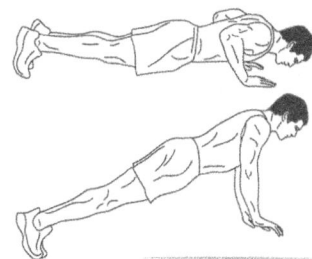

20 levées de genoux   **20** pas de marche   **4** squats sautés

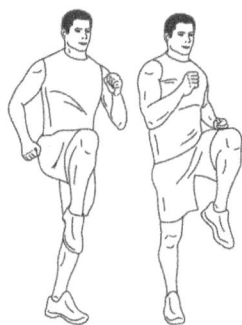

20 levées de genoux   **20** pas de marche   **4** pompes sautées

11 Body Patch

Body Patch est un entraînement au poids du corps complet de haute performance conçu pour vous aider à développer la force, la stabilité du core et des muscles denses et puissants. Les exercices sont effectués dans toute leur amplitude de mouvement, comme coups de poing qui engagent le mouvement de tout le corps pour plus de force et d'énergie.

OBJECTIF : FORCE & TONIFICATION

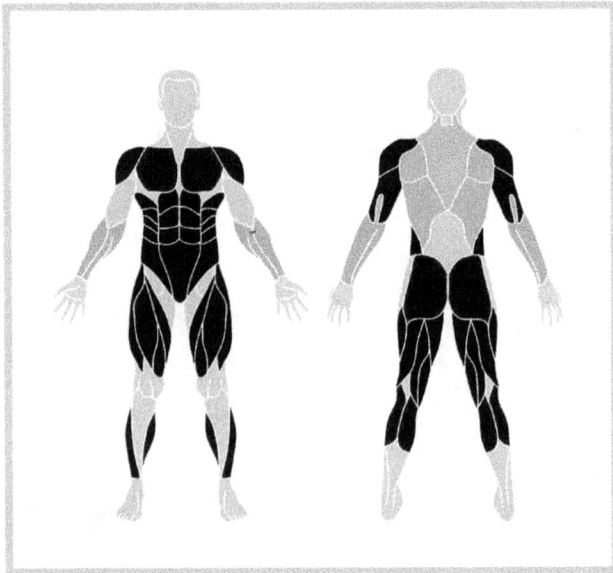

BODY PATCH

DAREBEE WORKOUT
© darebee.com
NIVEAU I 3 sets
NIVEAU II 5 sets
NIVEAU III 7 sets
REPOS jusqu'à 2 min

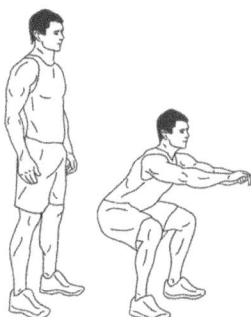

10 squats

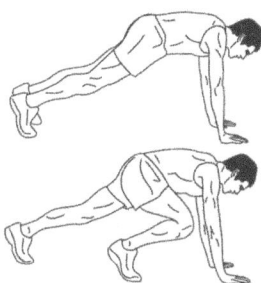

10 grimpeurs lents

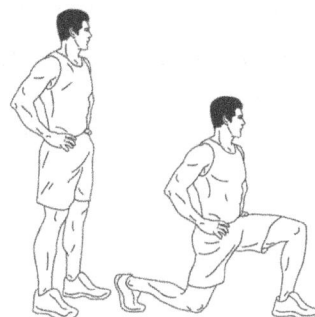

10 fentes

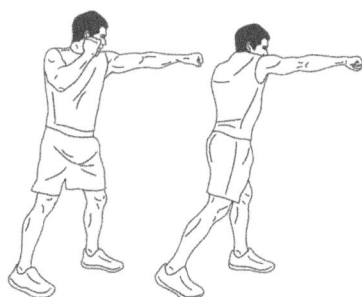

20 coups de poing

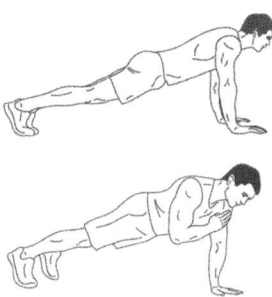

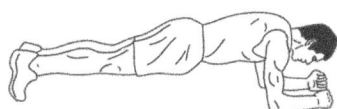

20 toucher-épaules

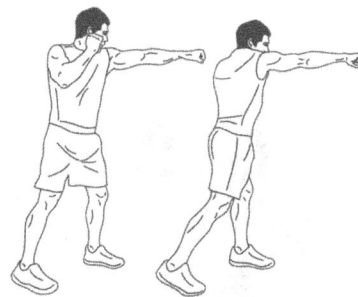

20 coups de poing

20sec planche sur les coudes

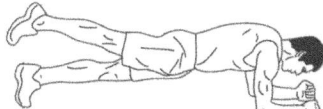

20sec planche jambe levée

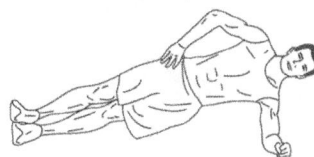

20sec planche latérale

12 Bootcamp

Lorsque vous démarrez l'entraînement Bootcamp, vous vous rendez compte de la raison pour laquelle il s'appelle Bootcamp. Chaque exercice est conçu pour s'appuyer sur le précédent, tester la force et l'endurance, l'équilibre et la stabilité, la coordination et la technique. Avec des muscles qui se chevauchent, cela devient le genre d'entraînement que votre corps s'en souviendra le lendemain.

OBJECTIF : FORCE & TONIFICATION

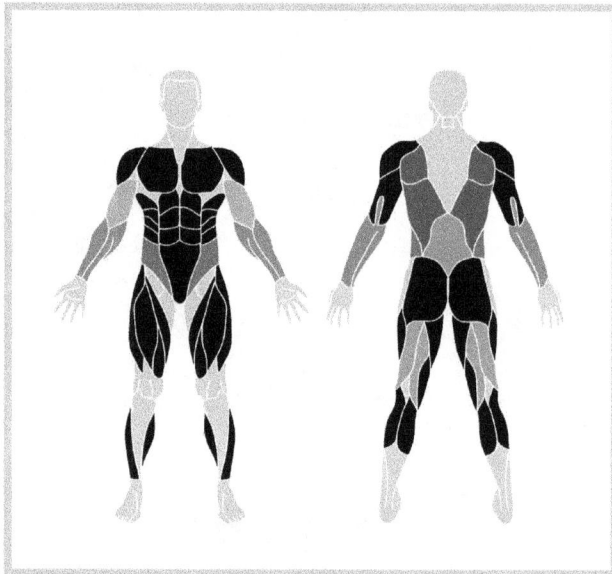

BOOTCAMP

DAREBEE WORKOUT © darebee.com

NIVEAU I 3 sets **NIVEAU II** 5 sets **NIVEAU III** 7 sets **REPOS** jusqu'à 2 min

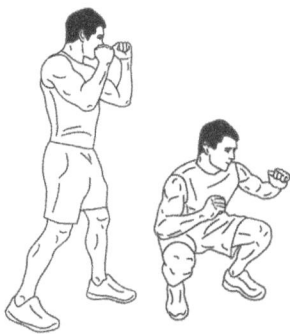
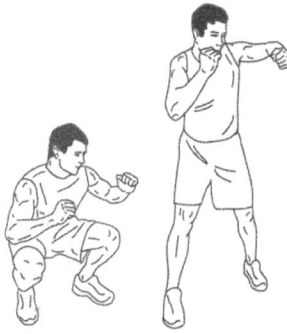
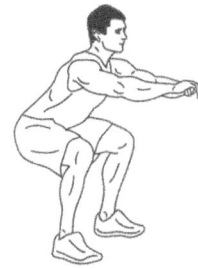

10 squats   **10** squat + hook   **10-count** squat maintenu

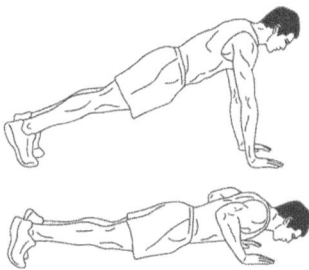
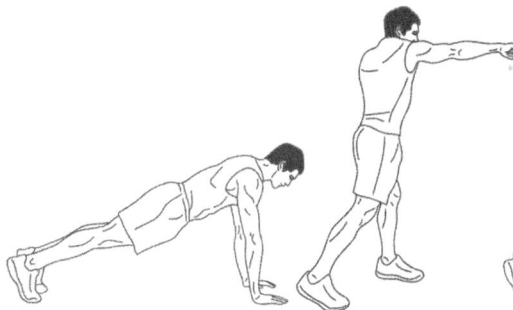
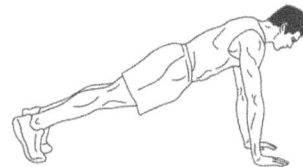

10 pompes   **10** planche step-out + coups de poing   **10-count** planche

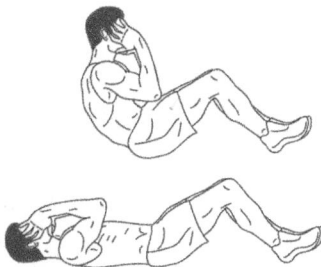
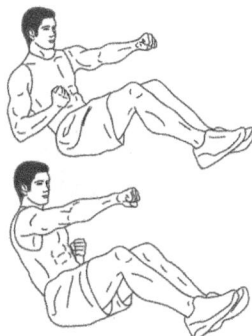
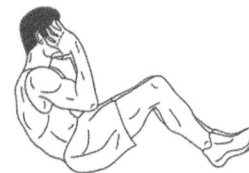

10 levées du buste   **10** coups de poing   **10-count** levée du buste
maintenue

13 Bottom Line

Les fessiers, les quadriceps, les ischio-jambiers, les tendons du bas du corps et les mollets constituent la base de puissance naturelle du corps. Ils alimentent tout, de la course et du saut aux coups de poing et aux coups de pied. L'entraînement Bottom Line cible uniquement ces zones générant de la force qui sera convertie en puissance au moment où vous en avez besoin. C'est un entraînement dont vous ne devriez jamais vraiment vous lasser et il vaut vraiment la peine d'y revenir fréquemment et oui ... ce temps de repos d'une minute. N'oubliez pas de l'essayer.

OBJECTIF : FORCE & TONIFICATION

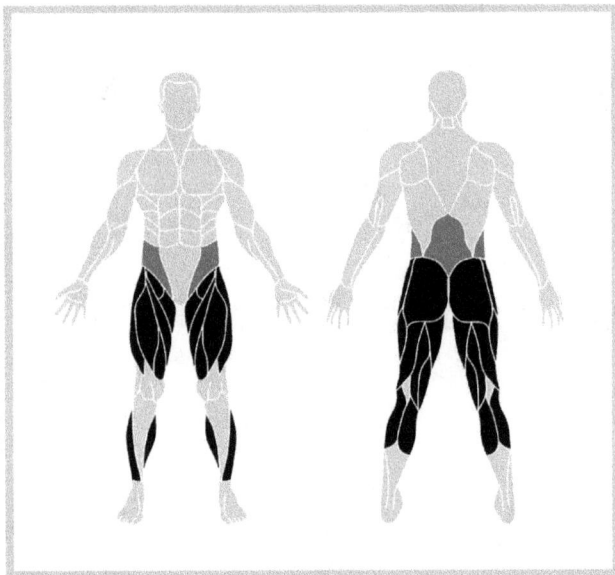

THE BOTTOM LINE

DAREBEE WORKOUT
FOR LEGS & BUTTOCKS
© darebee.com
NIVEAU I   3 sets
NIVEAU II 4 sets
NIVEAU III 5 sets
REPOS 2 minutes

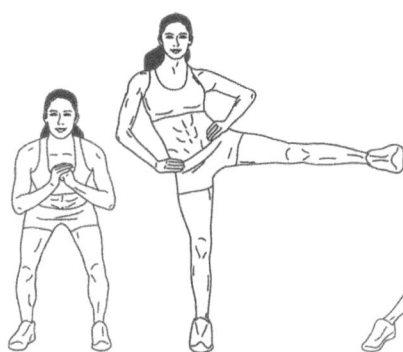

10 squat + levée latérale de jambes

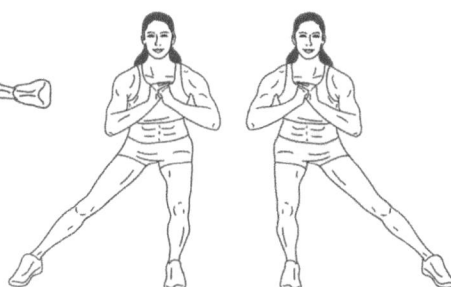

10 fentes latérales

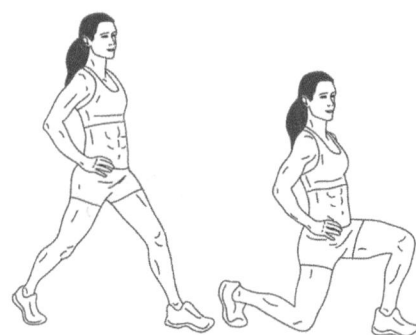

10 fentes sautées

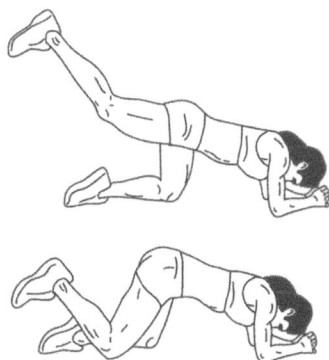

10 back kicks en planche

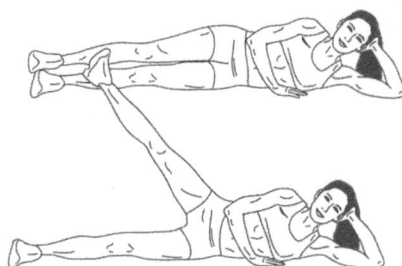

10 levées latérales de jambes

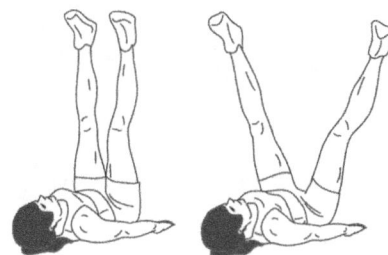

10 ciseaux

14   Bounty Hunter

Il existe un moyen simple de rendre un entraînement difficile: alternez entre les mouvements statiques et dynamiques, en chargeant les muscles avec le poids du corps, puis en leur demandant d'exploser et de bouger sur toute leur amplitude de mouvement lorsqu'ils sont déjà fatigués. Si cela semble un peu difficile, c'est parce que c'est le cas. Vous sentirez vraiment le travail cinq minutes après.

OBJECTIF : FORCE & TONIFICATION

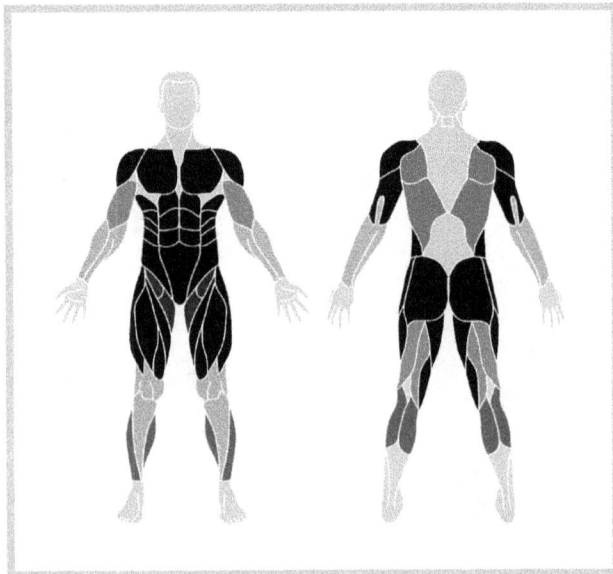

BOUNTY HUNTER

DAREBEE WORKOUT
© darebee.com
NIVEAU I 3 sets
NIVEAU II 5 sets
NIVEAU III 7 sets
REPOS jusqu'à 2 min

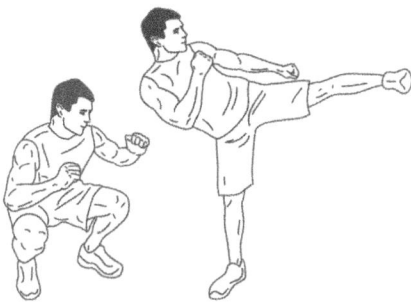

10 squat + coup de pied

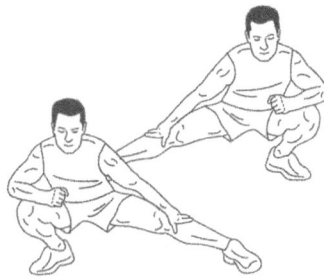

4 fentes latérales

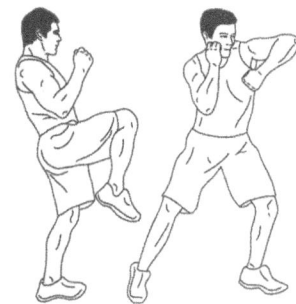

10 coup de genoux + coup de coude

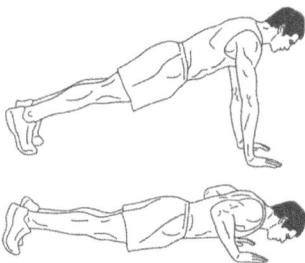

4 pompes

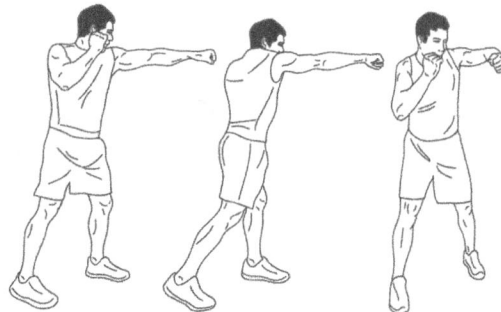

10 jab + jab + cross + hook

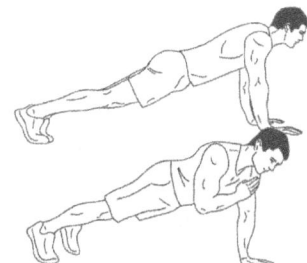

10 toucher-épaules

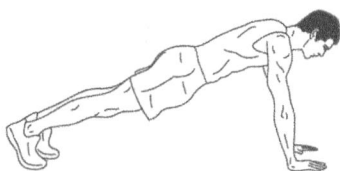

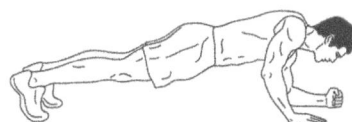

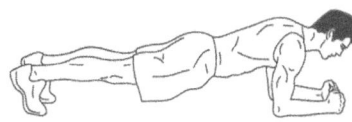

4 planches dynamiques

15   Boxer Abs

La boxe sans travail abdominal, c'est comme essayer de ramer sans pagaie. Vous n'irez simplement nulle part rapidement. Boxer Abs aborde cela à travers neuf exercices qui ciblent les quatre groupes musculaires. Si vous voulez vraiment vous entraîner comme un boxeur ici, vous renoncerez au repos et laisserez simplement vos abdos crier pendant un moment. Vous verrez et ressentirez très certainement la différence dans votre performance globale.

OBJECTIF : ABDOS

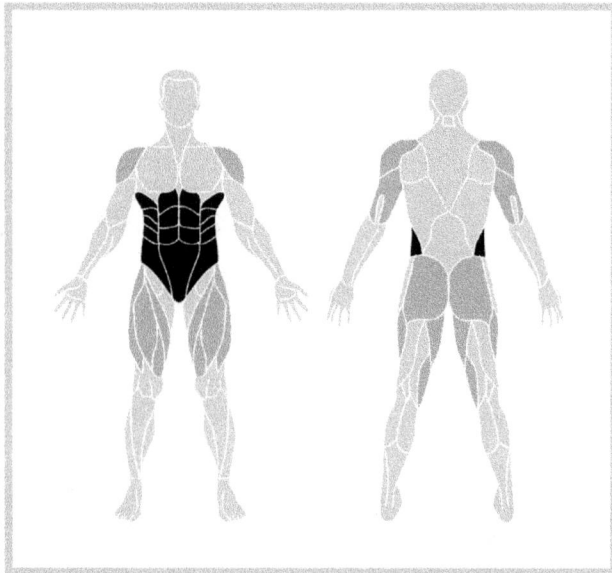

BOXER | ABS

DAREBEE BOXING WORKOUT © darebee.com

NIVEAU I 3 sets **NIVEAU II** 4 sets **NIVEAU III** 5 sets **REPOS** 2 minutes

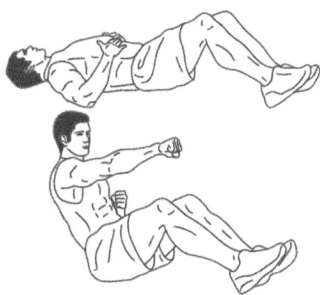

30 levées du buste avec coups de poing

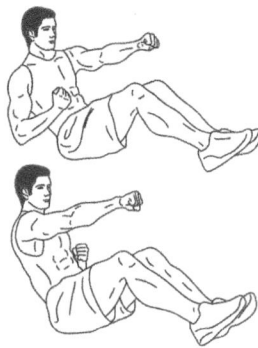

30 coups de poing

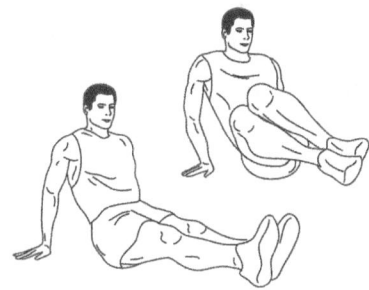

30 knee-ins & twists

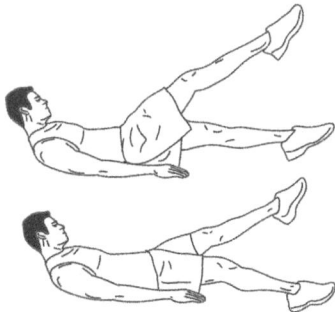

30 battements de jambes

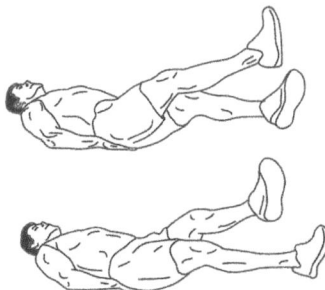

30 ciseaux

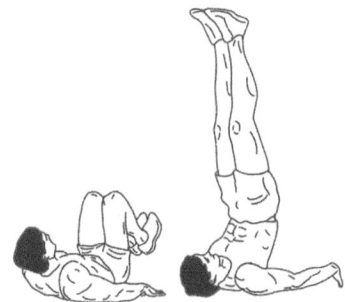

30 abdo butt-ups

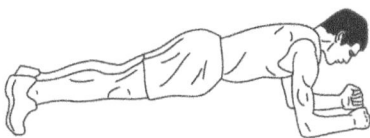

30-count planche **30-count** planche jambe levée **30-count** planche latérale

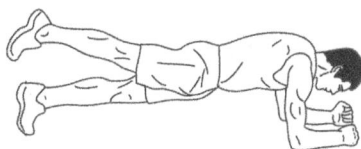

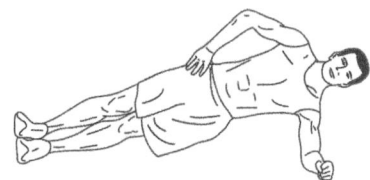

16 Boxer Flexibility

La boxe oblige le corps à travailler avec l'efficacité d'un ressort enroulé et la fluidité d'une panthère. Et cela demande de la flexibilité, pas seulement celle des tendons, mais aussi la flexibilité fasciale et des muscles bien détendus. Boxer Flexibility recrute différents groupes musculaires pour vous offrir le type de souplesse et de contrôle dont vous avez besoin. Diminuez le temps de repos à 1 minute. Votre corps vous en remerciera plus tard.

OBJECTIF : STRETCHING

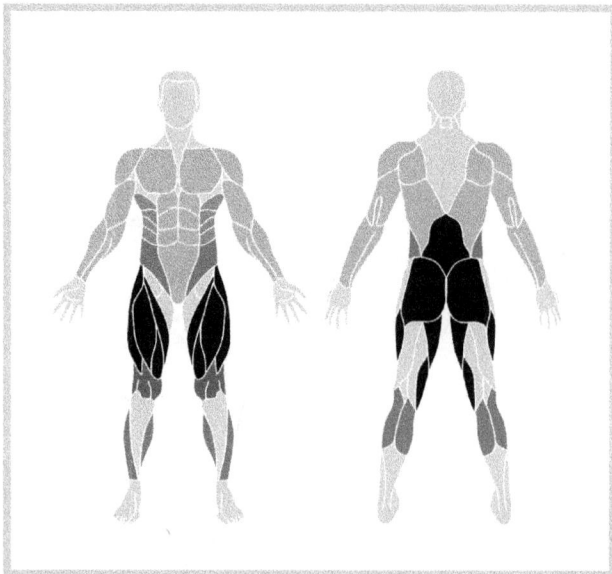

BOXER|
FLEXIBILITY

DAREBEE BOXING WORKOUT © darebee.com

NIVEAU I 3 sets **NIVEAU II** 4 sets **NIVEAU III** 5 sets

REPOS 2 minutes

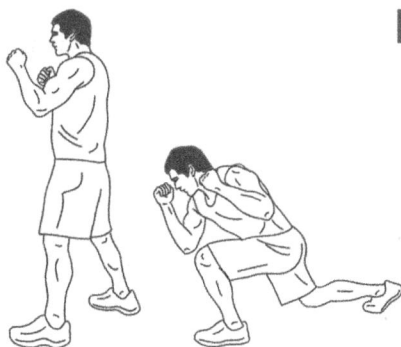

40 fentes genou-au-coude   **20** flexions avant-arrière

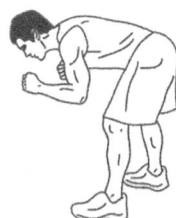

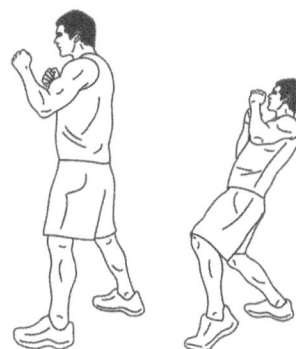

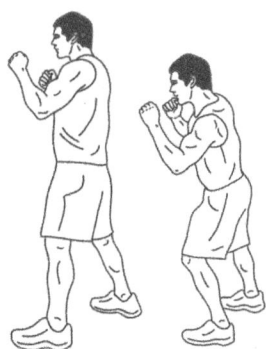

20 bascules sur les côtés   **20** mi-flexions de genoux   **40-count** étirement

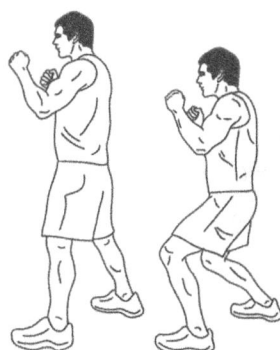

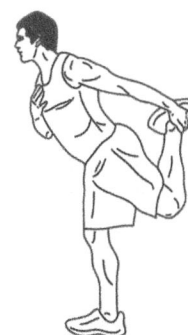

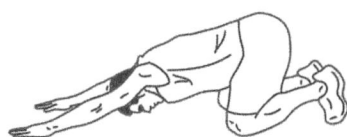

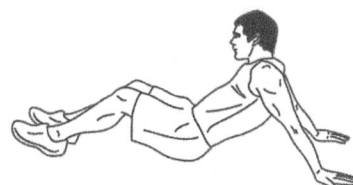

20-count étirement du dos   **20-count** étirement de bras #1   **20-count** étirement #2

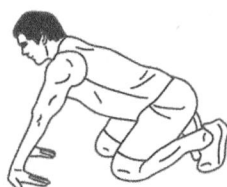

17 Boxer Power

Le pouvoir en boxe est un résultat multifactoriel qui est une façon élégante de dire que si vous voulez gagner plus de puissance qu'un chaton nouveau-né, vous feriez mieux d'être prêt à vous entraîner comme jamais. Chaque muscle compte, donc Boxer Power recrute tous les muscles que vous pouvez apporter à l'exercice. Il vous met à l'épreuve en forçant les muscles à se fatiguer vite, puis à vous entraîner encore et encore. Si vous avez un sac de frappe à portée de main, c'est un entraînement où vous pouvez l'utiliser, mais ce n'est pas obligatoire. Donner les coups de poing en l'air avec un balancement complet du corps fonctionne tout aussi bien. Il s'agit d'un entraînement de niveau de difficulté 4 et vous en ressentirez certainement les effets une fois terminé. Diminuez le temps de repos à 1 minute et soyez gentil avec vous-même: ne vous préserver pas!

OBJECTIF : FORCE & TONIFICATION

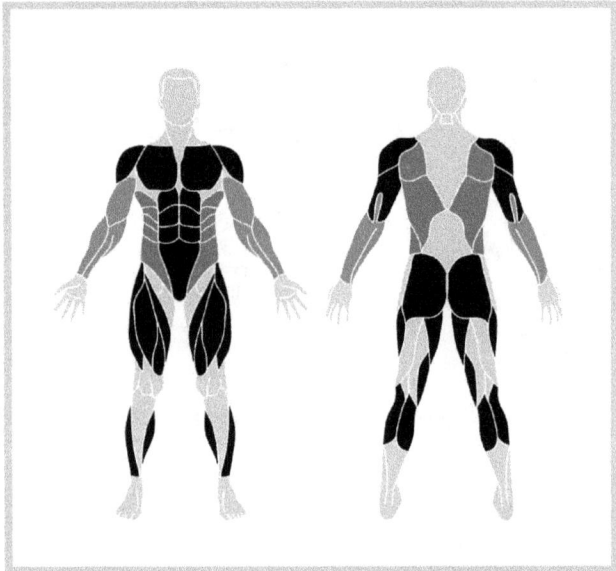

BOXER|POWER

DAREBEE BOXING WORKOUT © darebee.com

NIVEAU I 3 sets **NIVEAU II** 4 sets **NIVEAU III** 5 sets **REPOS** 2 minutes

tip: vous pouvez utiliser un sac de frappe pour les trois derniers exercices

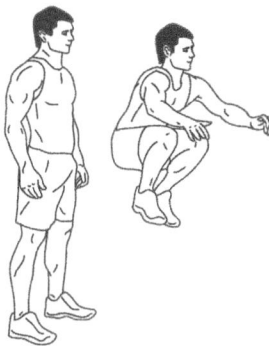

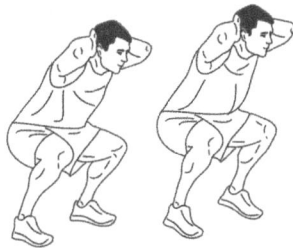

20 sauts groupés   **20** sauts en squat   **20** burpee basique + saut

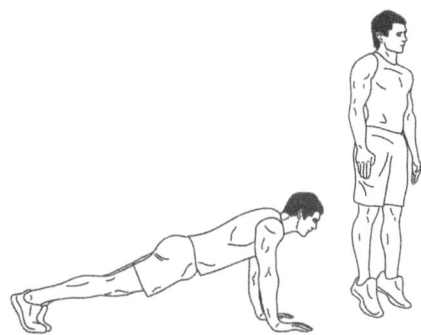

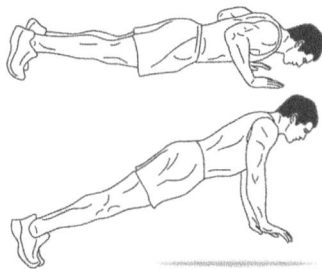

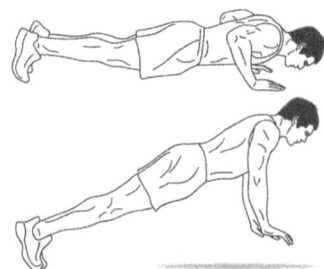

10 pompes sautées   **10-count** push-up planche   **10** pompes sautées

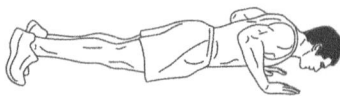

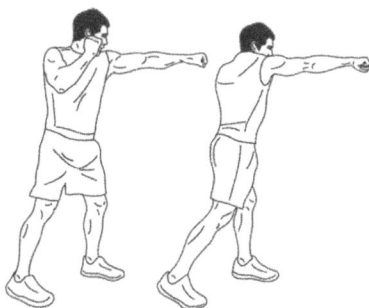

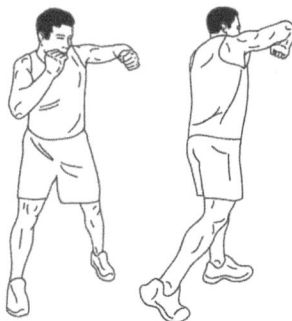

40 jab + cross   **40** hooks (gauche+ droit)   **40** jab + hook

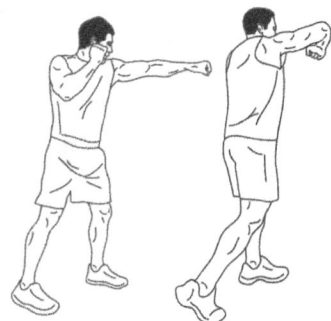

18 Cardio Combat

Le combat et le cardio ont été faits l'un pour l'autre, c'est pourquoi Cardio Combat appuie sur tous les boutons de réponse rapide du muscle squelettique, surcharge votre système respiratoire et vous demande de le faire avec seulement 1 min de repos directement, sans débat. C'est un entraînement intensif. Cela rationalisera vos muscles et vous sentirez la différence.

OBJECTIF : BRULE-GRAISSE

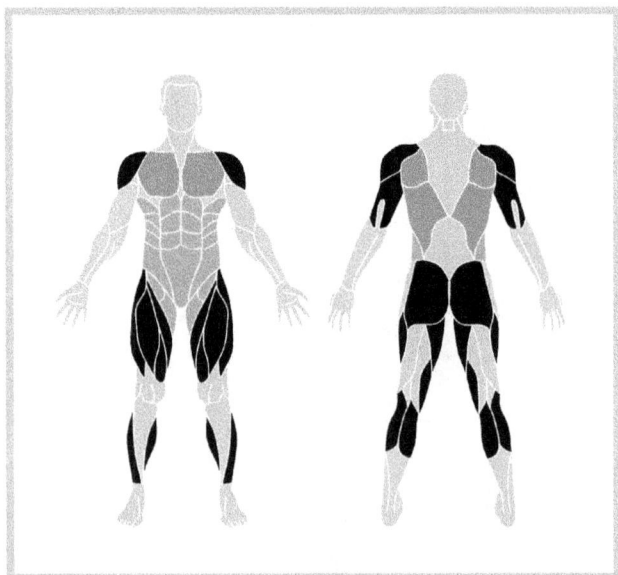

CARDIO COMBAT

DAREBEE WORKOUT
© darebee.com
NIVEAU I 3 sets
NIVEAU II 5 sets
NIVEAU III 7 sets
REPOS jusqu'à 2 min

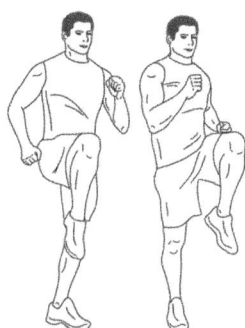

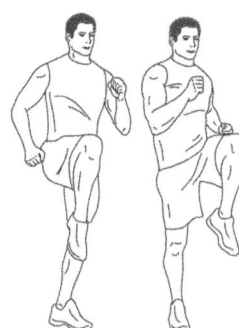

20 levées de genoux   **10** pas de marche avec torsions   **20** levées de genoux

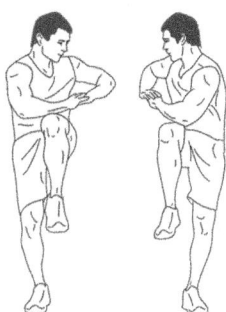

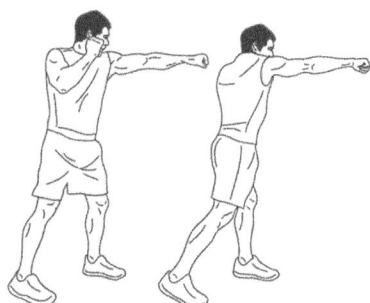

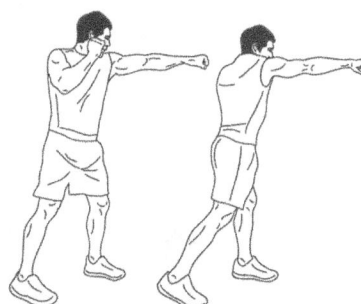

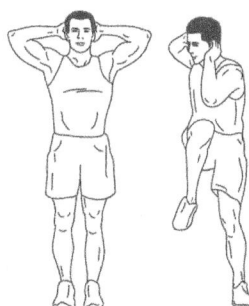

20 coups de poing   **10** coups de poing vers le haut   **20** coups de poing

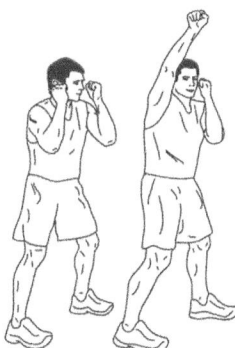

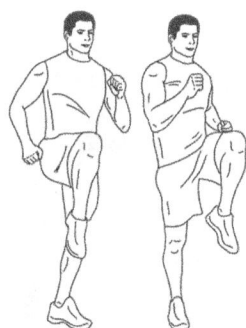

20 levées de genoux   **10** genoux-au-coude
d'un côté puis de l'autre   **20** levées de genoux

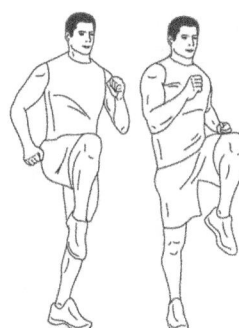

19 Cardio Demon

Lorsque vous avez besoin d'une brûlure musculaire élevée qui fera battre votre cœur et votre transpiration couler, vous ne pouvez pas faire mieux que Cardio Demon. Il est rapide. Il est puissant. Il est implacable dans la charge qu'il impose à vos muscles. Restez sur la pointe des pieds tout au long de chaque série, ne laissez jamais vos talons toucher le sol et vous ressentirez encore plus la brûlure. Diminuez le temps de repos à 1 minute et n'oubliez pas que cela vous pousse à de nouveaux niveaux de performance.

OBJECTIF : BRULE-GRAISSE

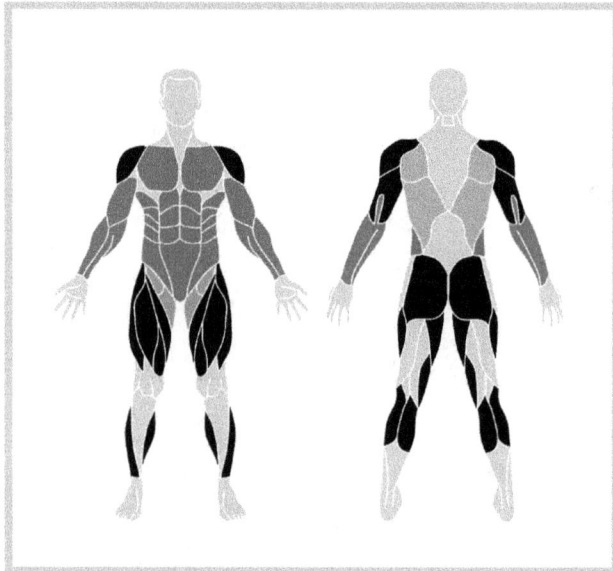

CARDIO DEMON

DAREBEE WORKOUT
© darebee.com

NIVEAU I   3 sets
NIVEAU II 5 sets
NIVEAU III 7 sets
REPOS jusqu'à 2 min

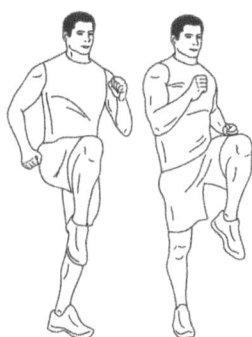

20 levées de genoux

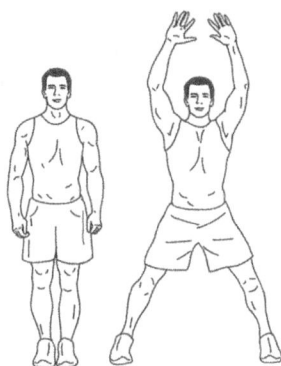

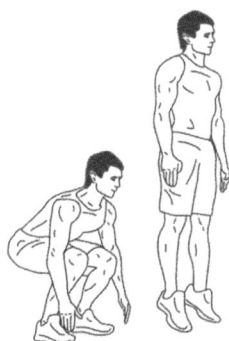

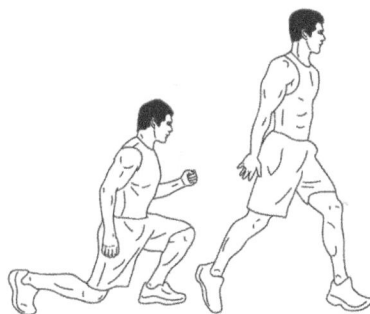

4 jumping jacks

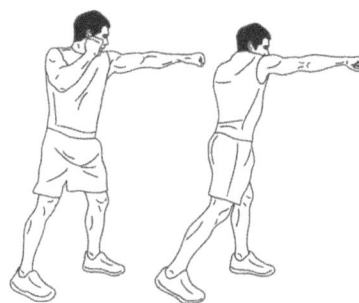

20 coups de poing

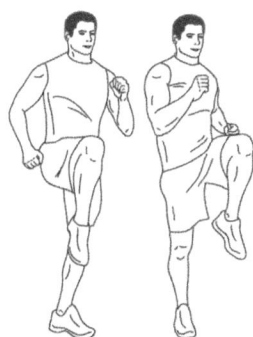

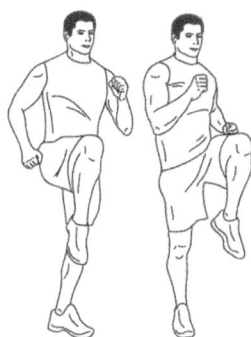

20 levées de genoux

4 squats sutés

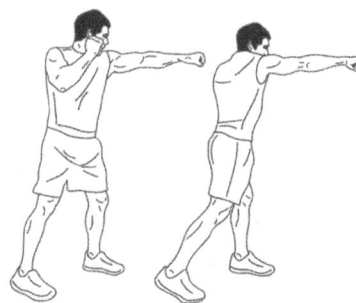

20 coups de poing

20 levées de genoux

4 fentes sautées

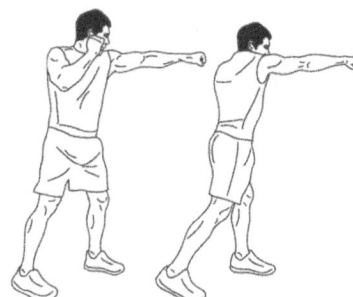

20 coups de poing

20 Cardio Drill

Parce que nous sommes ancrés par la gravité et que nous ne pouvons ni voler ni léviter, nos jambes alimentent tout. Nous les utilisons pour sauter, courir, marcher, se tenir debout et se battre. La puissance des coups de poing et la force avec laquelle nous pouvons pousser, tordre et balancer nécessitent une bonne force de jambes. L'entraînement Cardio Fire fait travailler votre bas du corps, en engageant des groupes musculaires et des tendons secondaires et primaires pour vous donner plus de puissance dans vos futures activités physiques.

OBJECTIF : BRULE-GRAISSE

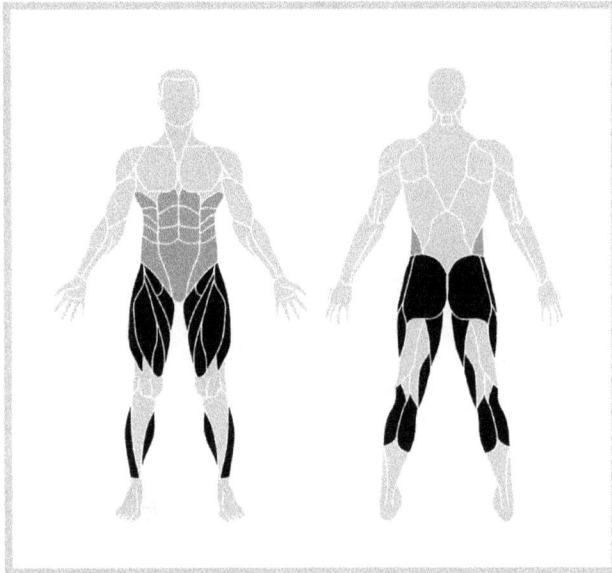

CARDIO DRILL

DAREBEE WORKOUT © darebee.com

Niveau I 3 sets **Niveau II** 5 sets **Niveau III** 7 sets **REPOS** jusqu'à 2 min

20 levées de genoux
4 genou-au-coudes
20 levées de genoux
4 genou-au-coudes

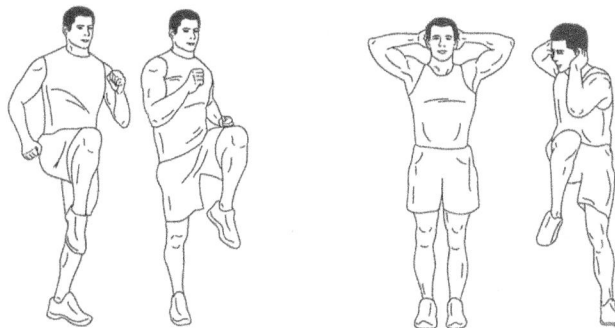

20 levées de genoux
2 sauts sur les côtés
20 levées de genoux
2 sauts sur les côtés

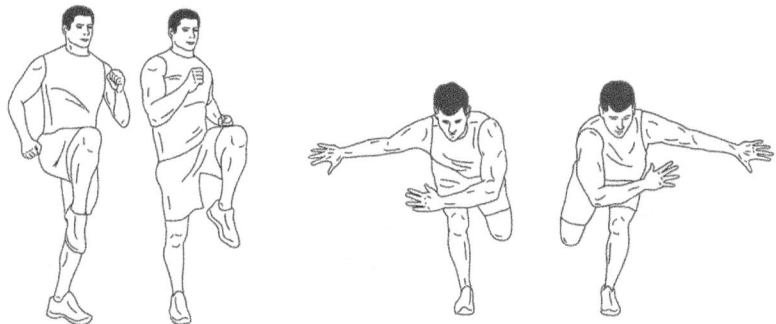

20 levées de genoux
4 levées latérales de jambes
20 levées de genoux
4 levées latérales de jambes

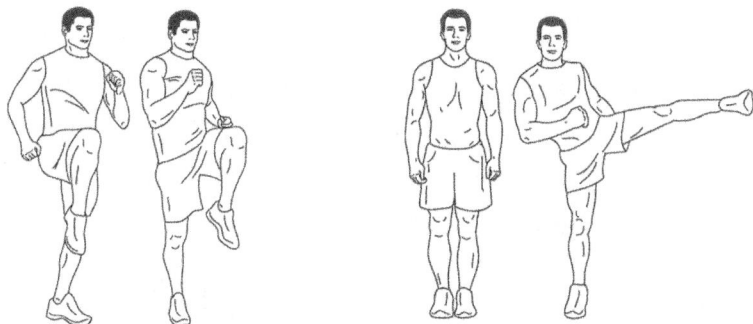

21   Cardio Fire

Parce que nous sommes ancrés par la gravité et que nous ne pouvons ni voler ni léviter, nos jambes alimentent tout. Nous les utilisons pour sauter, courir, marcher, se tenir debout et se battre. La puissance des coups de poing et la force avec laquelle nous pouvons pousser, tordre et balancer nécessitent une bonne force de jambes. L'entraînement Cardio Fire fait travailler votre bas du corps, en engageant des groupes musculaires et des tendons secondaires et primaires pour vous donner plus de puissance dans vos futures activités physiques.

OBJECTIF : BRULE-GRAISSE

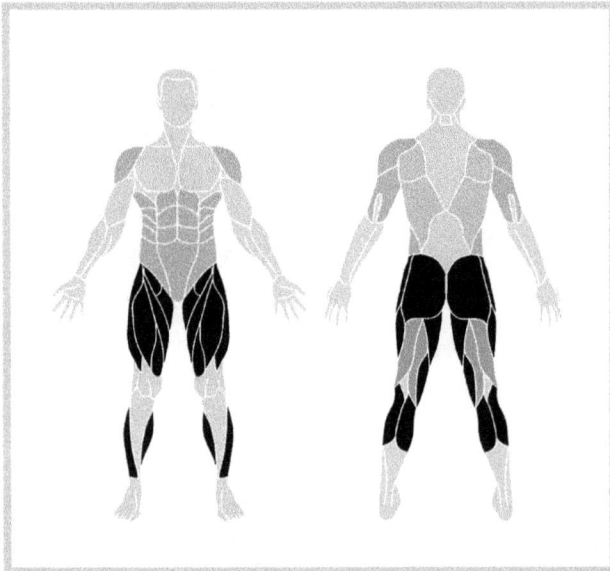

CARDIO FIRE

WORKOUT
BY DAREBEE
© darebee.com

NIVEAU I 3 sets
NIVEAU II 5 sets
NIVEAU III 7 sets
2 minutes de repos

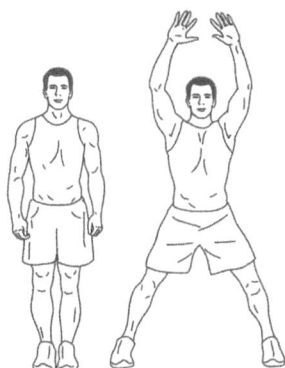

10 jumping jacks

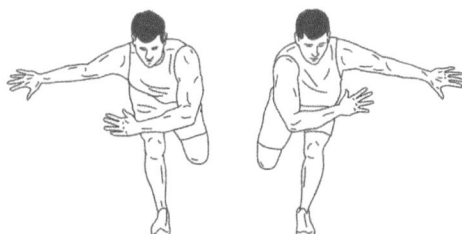

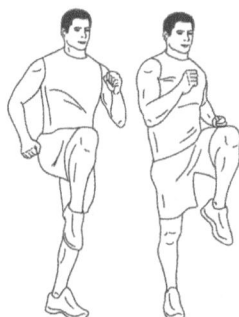

4 sauts sur les côtés

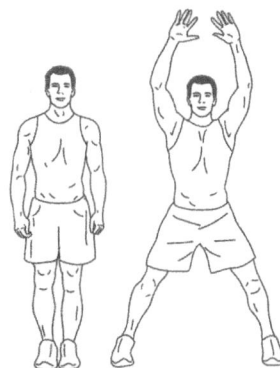

10 jumping jacks

10 levées de genoux

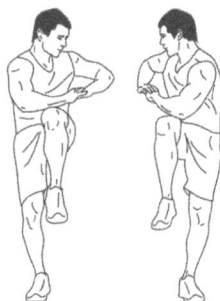

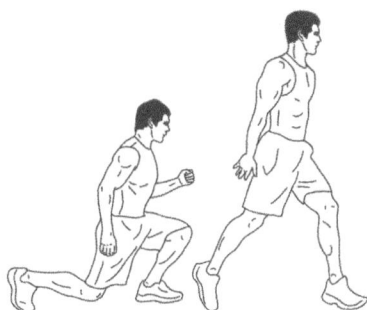

4 genou-au-coudes

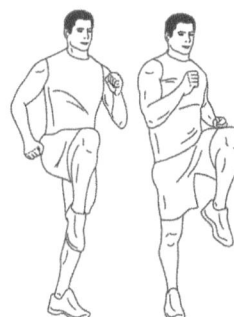

10 levées de genoux

10 fentes sautées

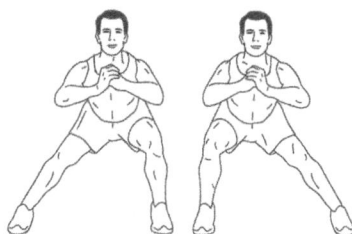

4 fentes latérales

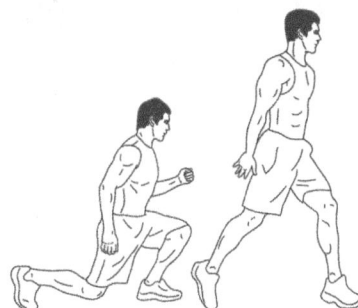

10 fentes sautées

22 Cardio Light

Il y a des moments où vous voulez vous entraîner et que vous avez à peine l'énergie pour y aller. Pour ces moments-là, le Cardio Light vous fera vibrer de la bonne manière. Conçu pour faire bouger votre corps et faire battre votre cœur sans vous pousser trop fort, c'est juste le genre d'entraînement à faire lorsque vous avez vraiment besoin d'un remontant.

OBJECTIF : BRULE-GRAISSE

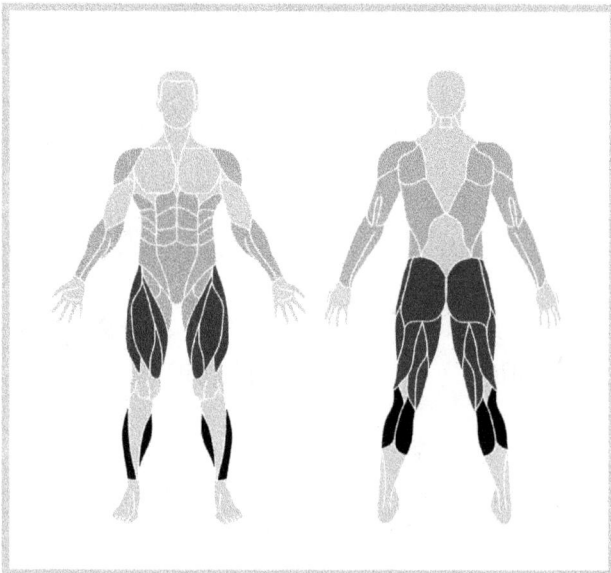

cardio light

DAREBEE WORKOUT © darebee.com

NIVEAU I 3 sets **NIVEAU II** 5 sets **NIVEAU III** 7 sets **REPOS** jusqu'à 2 min

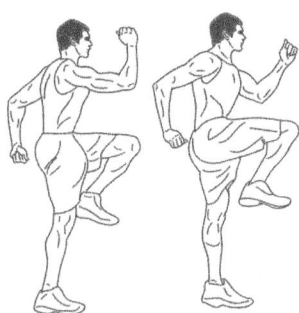

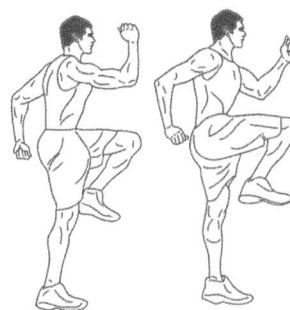

10 pas de marche

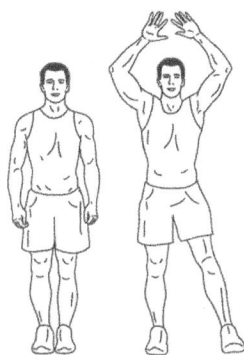

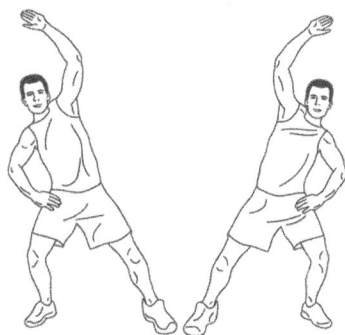

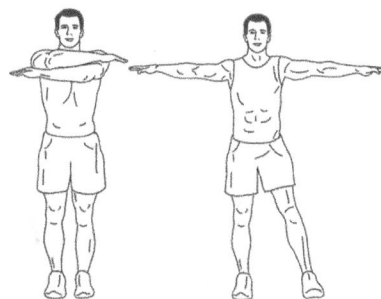

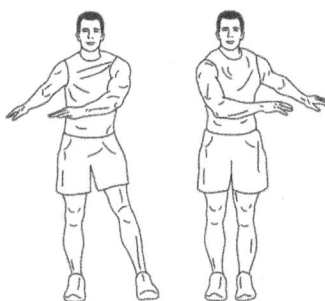

10 step jacks

10 pas de marche

10 flexions latérales

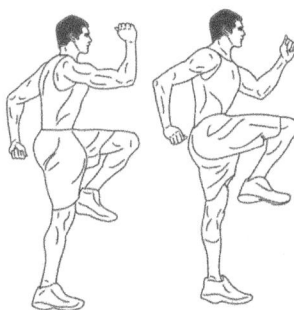

10 pas de marche

10 ciseaux dynamiques

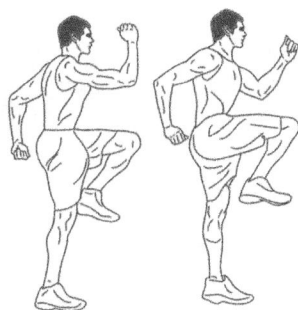

10 pas de marche

10 pas sur les côtés

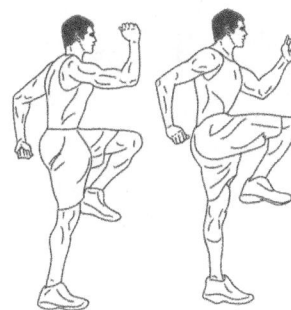

10 pas de marche

23 Cardio Melt

Cardio Melt ne fera pas nécessairement fondre votre cœur, mais vous aurez certainement l'impression que c'est ce qu'il essaie de faire. L'entraînement est basé sur la force des tendons et sur fasciale fitness pour créer une routine énergique au rythme rapide qui vous aidera à maintenir le capital physique dont vous avez besoin. Essayez d'être sur la pointe des pieds tout au long de chaque exercice pour un défi supplémentaire.

OBJECTIF : BRULE-GRAISSE

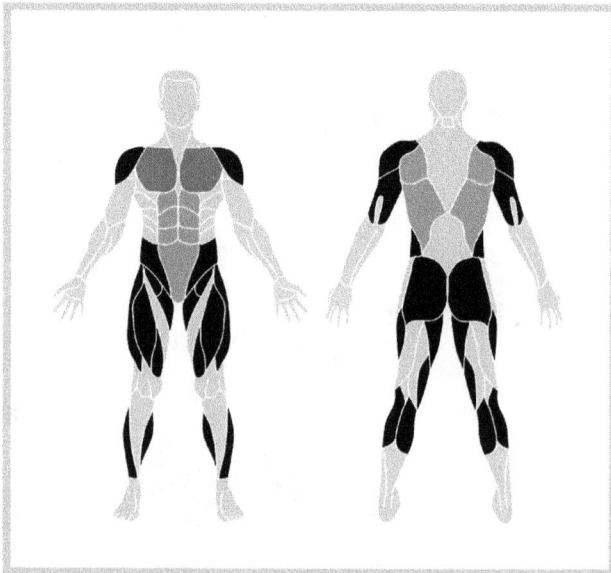

cardio melt

DAREBEE WORKOUT © darebee.com

NIVEAU I 3 sets **NIVEAU II** 5 sets **NIVEAU III** 7 sets **REPOS** 2 minutes

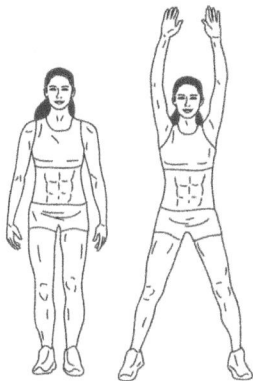

10 jumping jacks

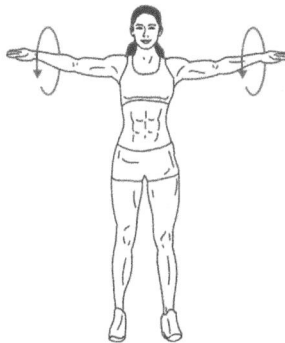

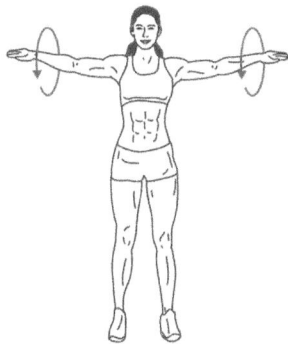

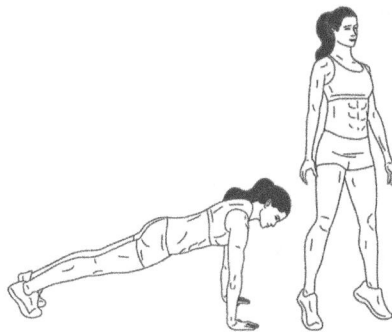

5 cercles de bras

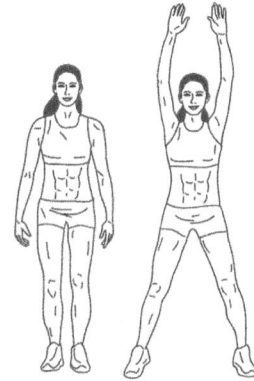

10 jumping jacks

10 cercles de bras

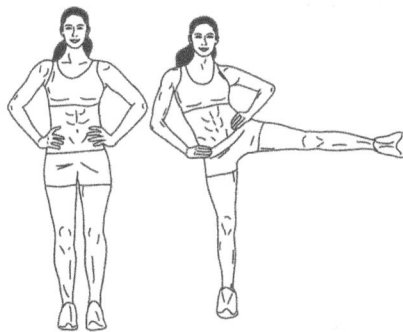

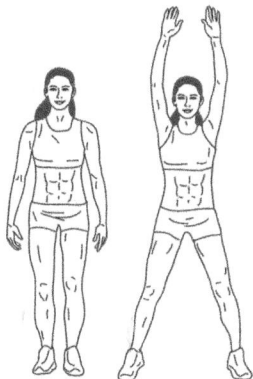

10 levées de jambes

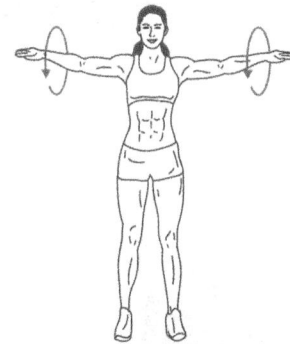

10 cercles de bras

10 jumping jacks

5 burpees basiques

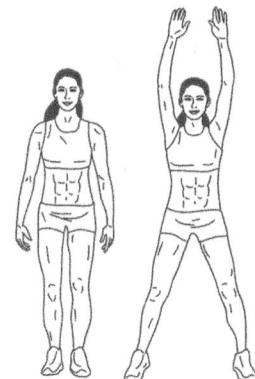

10 jumping jacks

24 Cardio Sofa

L'entraînement Cardio Sofa utilise votre canapé pour quelque chose de résolument différent que de se coucher dessus. Un entraînement pour le bas du corps avec une forte partie aérobie, Cardio Sofa est parfait pour ce jour de pluie lorsque vous avez envie d'aller courir mais que le temps est contre vous ou lorsque vous ne voulez vraiment pas vous plonger dans tous les ennuis associés au nettoyage après la sortie . Entrez rapidement dans la zone de transpiration en vous assurant que vos genoux sont à hauteur de taille pendant les Levées de genoux et que vous balancez vraiment avec énergie vos bras.

OBJECTIF : BRULE-GRAISSE et ABDOS

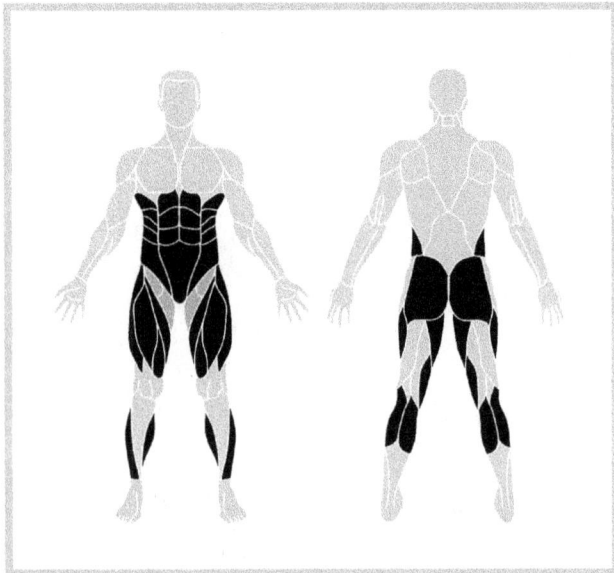

cardio sofa

DAREBEE WORKOUT © darebee.com

NIVEAU I 3 sets **NIVEAU II** 5 sets **NIVEAU III** 7 sets **REPOS** 2 min

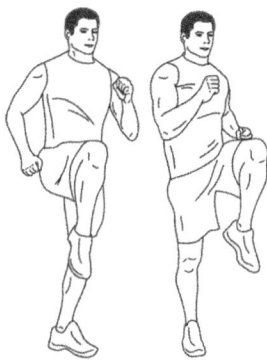

40 levées de genoux

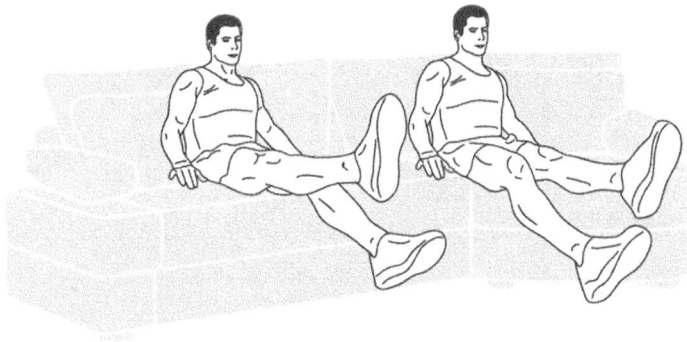

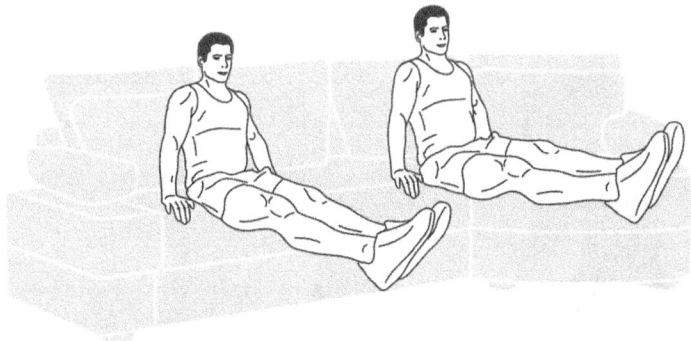

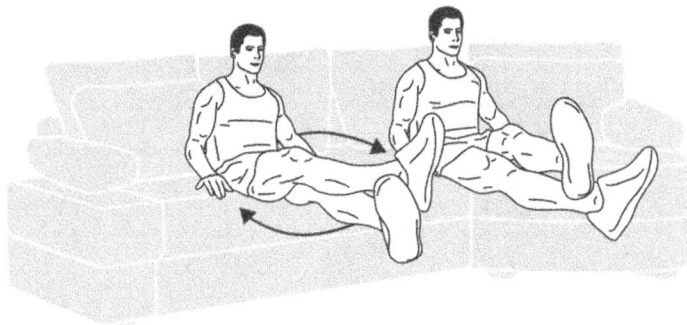

20 battements de jambes

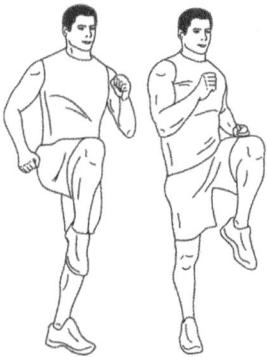

40 levées de genoux

20 levées de jambes

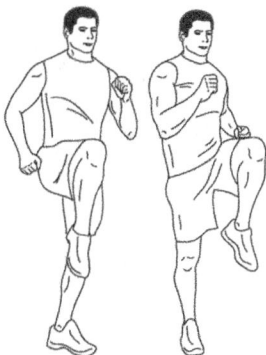

40 levées de genoux

20 ciseaux

25 Caterpillar-Butterfly

Si c'est le fitness fasciale et les tendons puissants que vous voulez, alors l'entraînement Caterpillar-Butterfly sera une expérience transformatrice. En propulsant le corps comme s'il n'avait pas de masse et que la gravité n'a pas de sens, vous ressentirez l'exaltation d'un contrôle total et la sensation de puissance amplifiée.

OBJECTIF : BRULE-GRAISSE

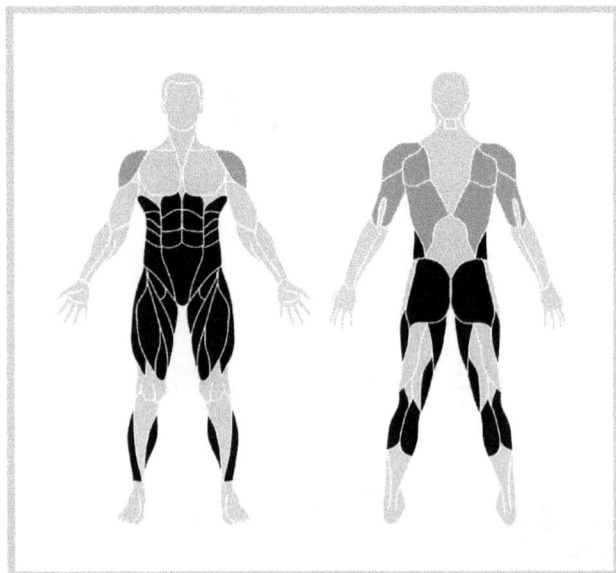

caterpillar-
Butterfly

DAREBEE WORKOUT © darebee.com

NIVEAU I 3 sets **NIVEAU II** 5 sets **NIVEAU III** 7 sets **REPOS** jusqu'à 2 min

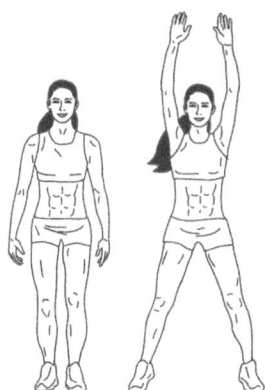

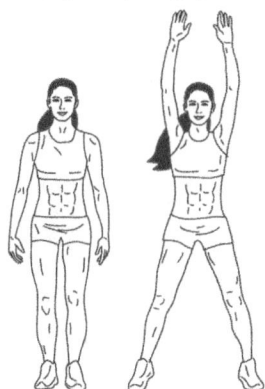

10 jumping jacks   **10** levées du buste papillon   **10** rotations russes

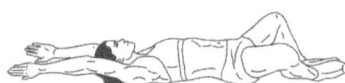

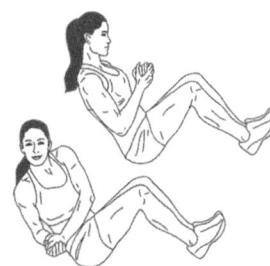

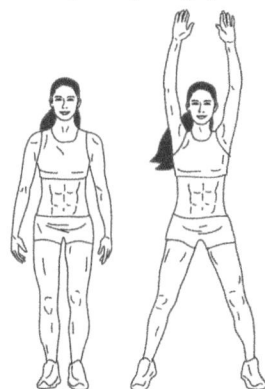

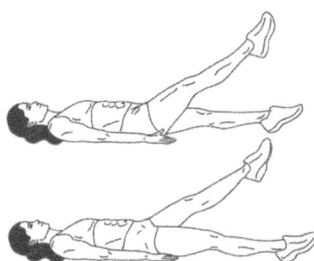

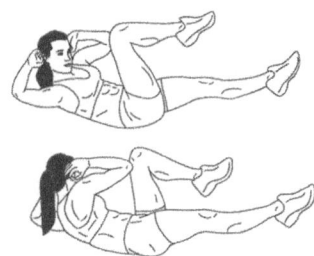

10 jumping jacks   **10** battements de jambes   **10** V-wipers

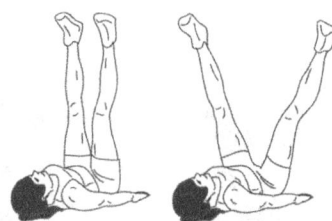

10 jumping jacks   **10** genou-au-coude crunchs   **10** rotations du bassin

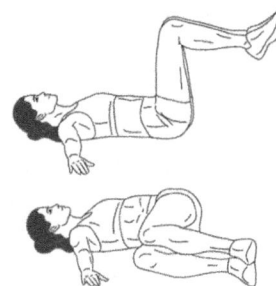

26 Centurion

Dans l'ancien monde, la forme physique était une nécessité plutôt qu'un passe-temps. L'entraînement Centurion vise une forme physique fonctionnelle ciblant les muscles utilisés par le corps lorsqu'il a besoin de bouger rapidement, de sauter loin ou de se battre.

OBJECTIF : FORCE & TONIFICATION

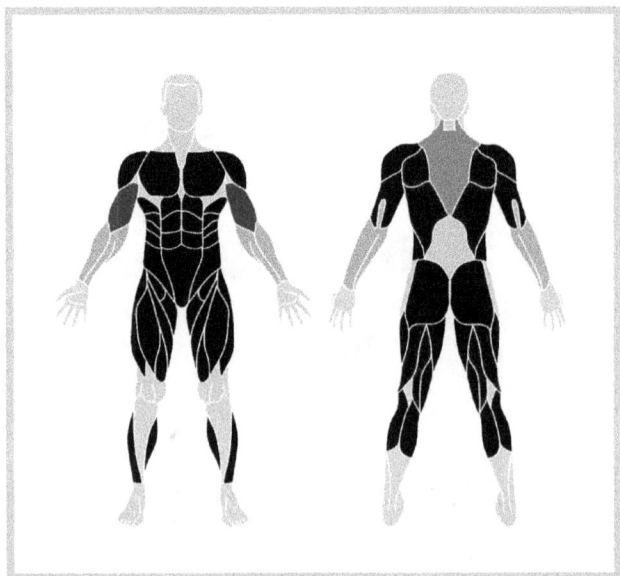

CENTURION

DAREBEE WORKOUT © darebee.com

NIVEAU I 3 sets **NIVEAU II** 5 sets **NIVEAU III** 7 sets **REPOS** jusqu'à 2 min

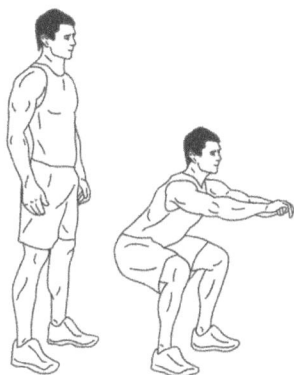

10combo squat + talons levés

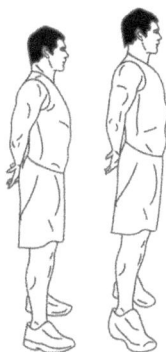

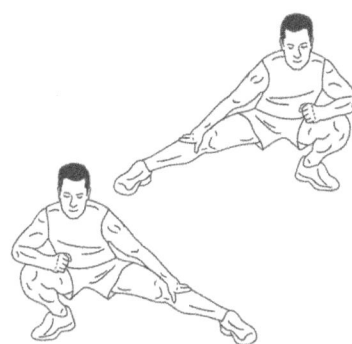

10 fentes latérales

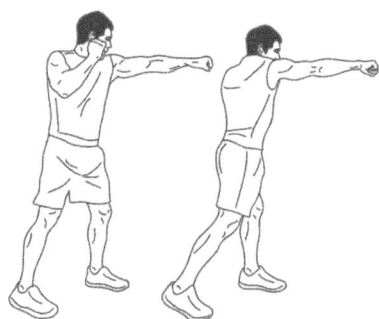

10combo jab + cross + pompe

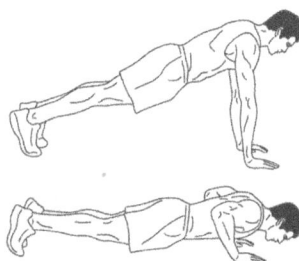

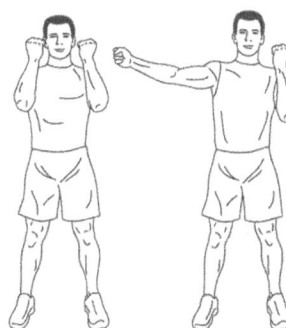

10 coups de poing sur les côtés

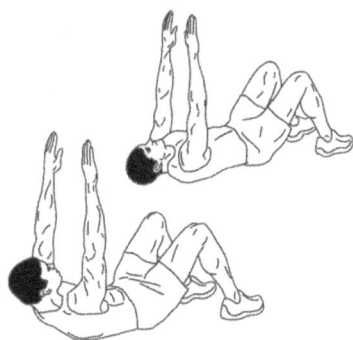

10 crunchs bras tendus

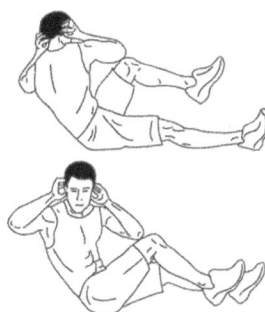

10 genou-au-coude crunchs

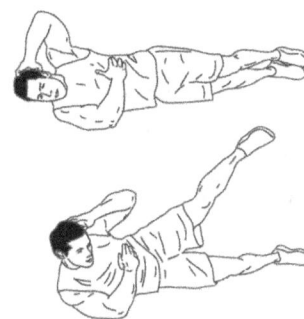

10 side jackknives

27 Cerberus

Malgré la dextérité avec laquelle nous pouvons l'utiliser, la force du haut du corps, par rapport à la taille de notre corps, est assez faible. Cerberus essaie de résoudre tout cela en une seule fois, ce qui devrait vous indiquer comment vous vous sentirez le lendemain. Diminuez le temps de repos à 1 minute et vous vous retrouvez avec un entraînement qui fournit de la force, augmente la vitesse et testera également vos performances VO2Max.

OBJECTIF : FORCE & TONIFICATION

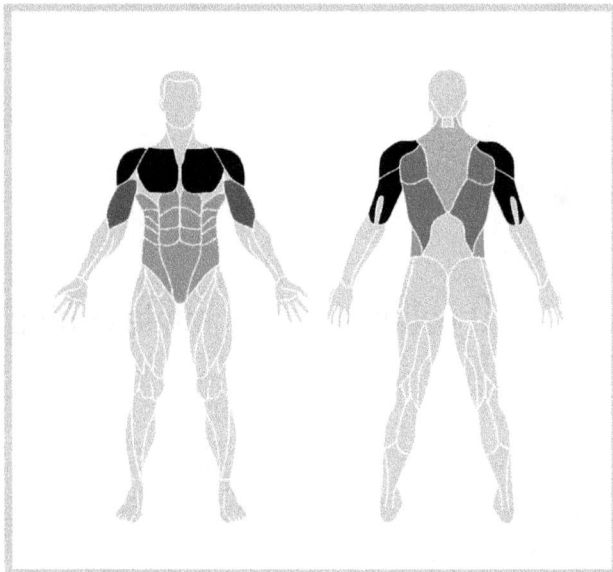

CERBERUS

DAREBEE WORKOUT © darebee.com

NIVEAU I 3 sets **NIVEAU II** 5 sets **NIVEAU III** 7 sets **REPOS** jusqu'à 2 min

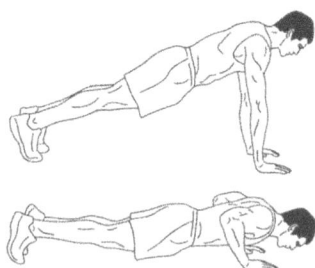

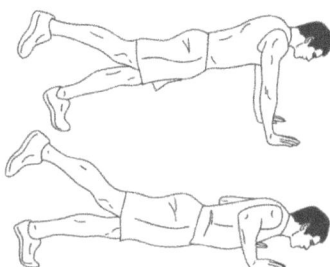

6 pompes   **4** pompes jambe levée   **20** coups de poing

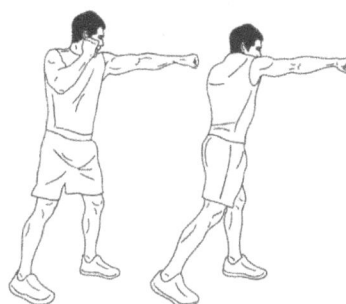

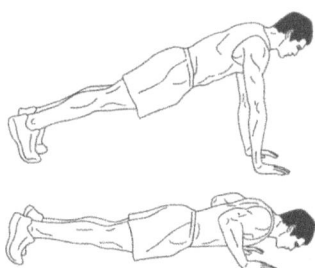

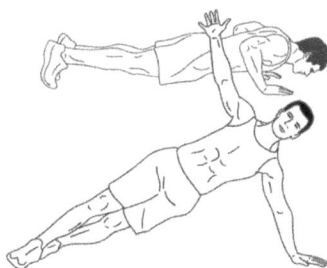

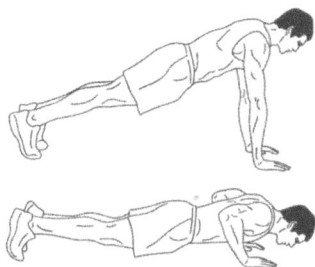

6 pompes   **4** pompes avec rotations   **20** coups de poing

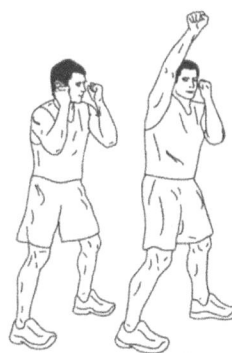

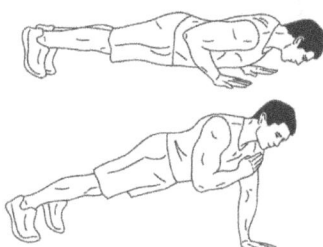

6 pompes   **4** pompes toucher-épaule   **20** coups de poing

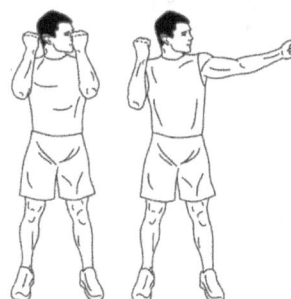

Tout le monde mérite un nouveau départ et l'entraînement Chapitre 1 vous ramène doucement dans le fitness groove sans vous tirer trop loin hors de votre zone de confort. Il fait travailler tous les principaux groupes musculaires, augmente la température de votre corps. Il vous fait même travailler en aérobie dans une certaine mesure, donnant un entraînement qui constitue une base solide pour développer vos futurs besoins de fitness.

OBJECTIF : BRULE-GRAISSE

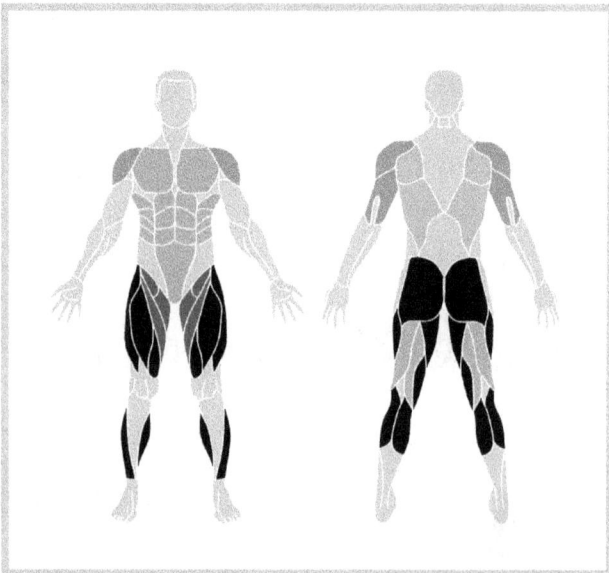

Chapter 1

DAREBEE WORKOUT © darebee.com

NIVEAU I 3 sets **NIVEAU II** 5 sets **NIVEAU III** 7 sets **REPOS** jusqu'à 2 min

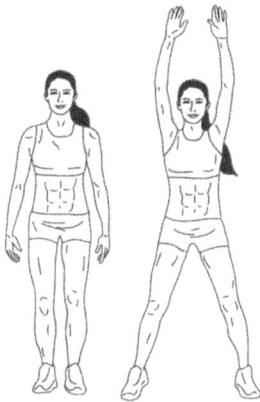

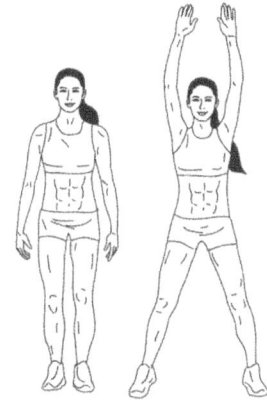

10 jumping jacks

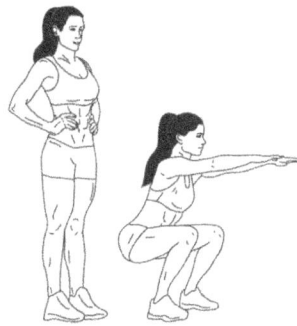

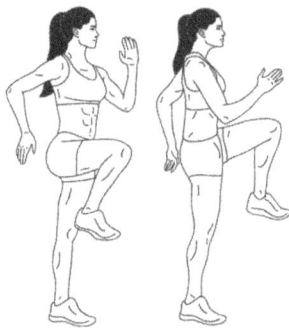

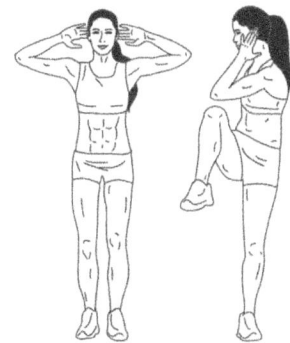

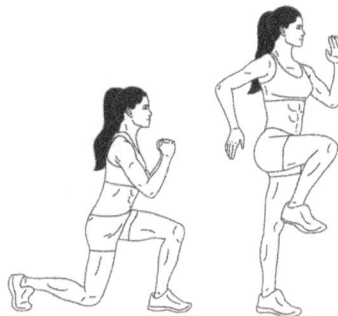

6 squats

10 jumping jacks

10 pas de marche

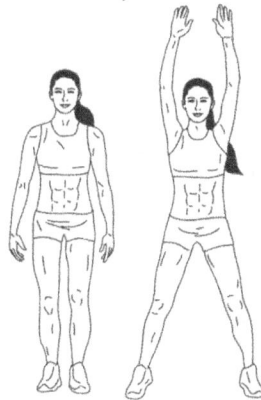

10 jumping jacks

10 genou-au-coudes

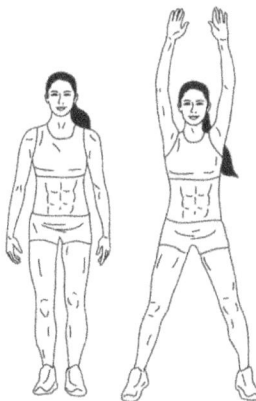

10 jumping jacks

6 fentes step-up

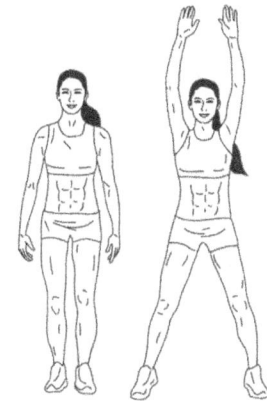

10 jumping jacks

29 Chase

Lorsque vous êtes poursuivi, vous devez courir. Votre corps a besoin de muscles forts, de tendons puissants, d'un système cardiovasculaire qui fera vraiment battre votre cœur et votre sang circuler vers tous les bons groupes musculaires, en plus vous avez besoin de vos performances aérobies, de votre volume VO2Max optimale. Chase fait tout cela, de plus, puisque la différence entre chasser et être poursuivi est séparée par l'épaisseur d'un cheveu, cela vous prépare vraiment aux moments où vous devrez être celui qui poursuivra.

OBJECTIF : BRULE-GRAISSE

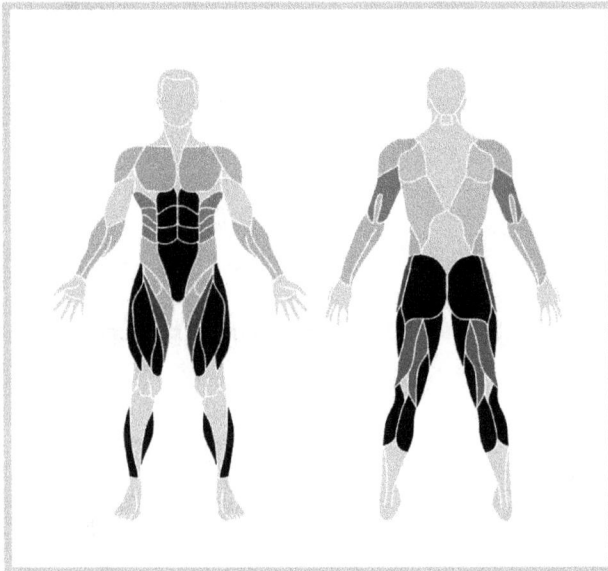

CHASE

DAREBEE WORKOUT © darebee.com

NIVEAU I 3 sets **NIVEAU II** 5 sets **NIVEAU III** 7 sets **REPOS** jusqu'à 2 min

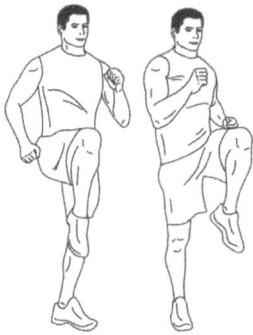

20 levées de genoux

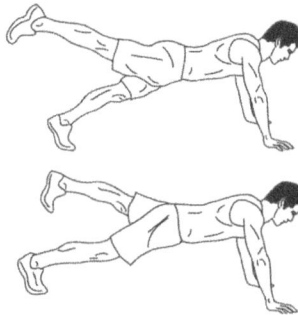

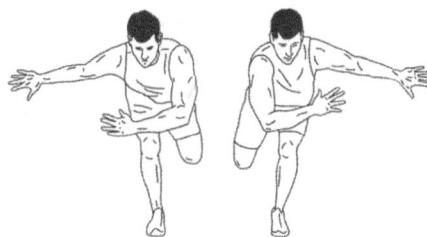

4 levées de jambe alt

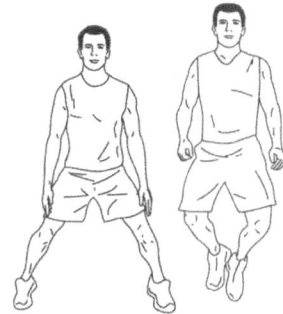

4 sauts en frappant les talons

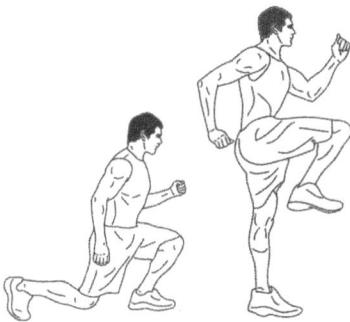

10 step-up fentes

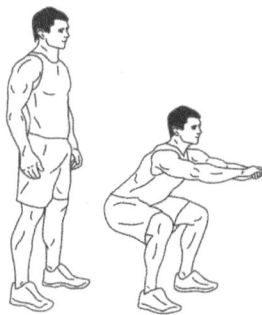

4 squats

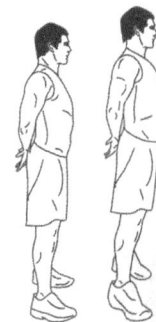

4 levées de talons

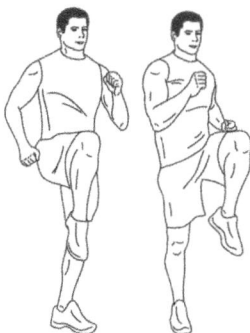

20 levées de genoux

2 sauts sur les côtés

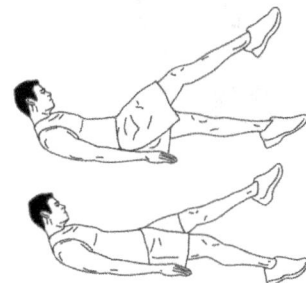

20 battements de jambes

30 Chimera

L'entraînement Chimera est une bête mixte d'une routine de fitness. Il utilise un ensemble complet d'exercices pour défier la force des tendons, activer les muscles, pousser le système cardiovasculaire et renforcer le core. La seule chose qui puisse l'améliorer est de faire la routine entière au niveau III, deux fois.

OBJECTIF : BRULE-GRAISSE

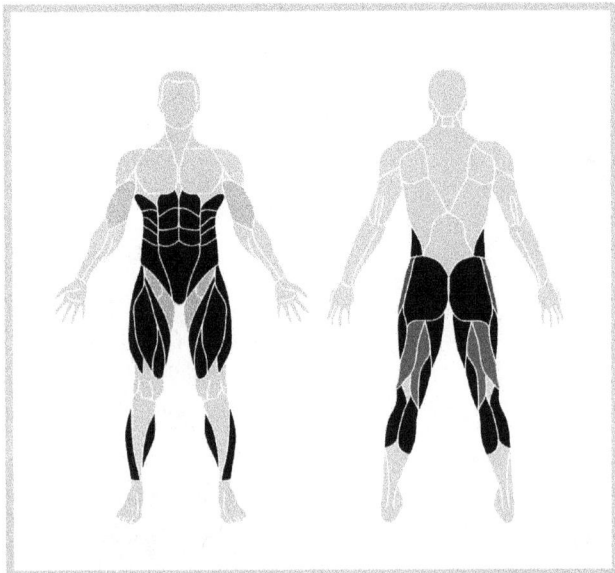

CHIMERA

DAREBEE WORKOUT © darebee.com

NIVEAU I 3 sets **NIVEAU II** 5 sets **NIVEAU III** 7 sets **REPOS** jusqu'à 2 min

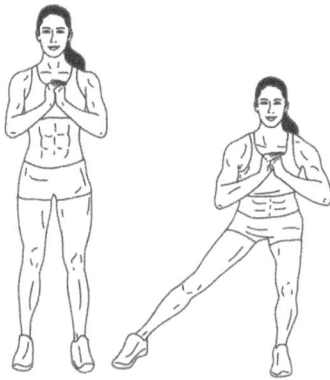

20 fentes latérales

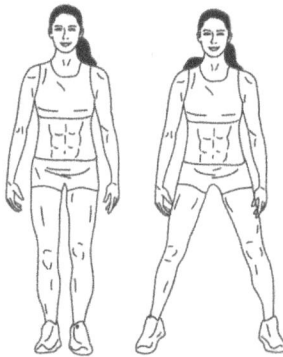

20combos half jack + levée latérale de jambe

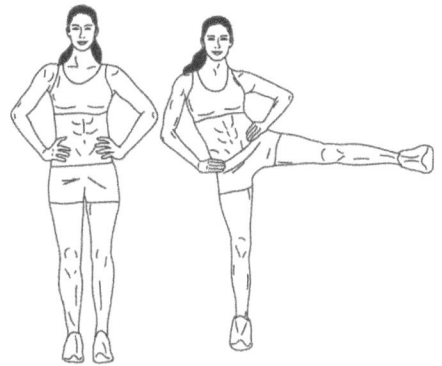

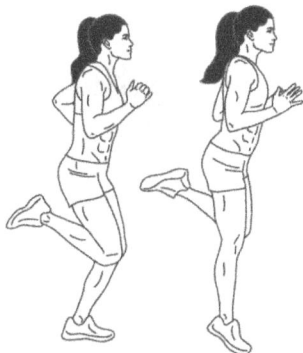

10 talons fesses

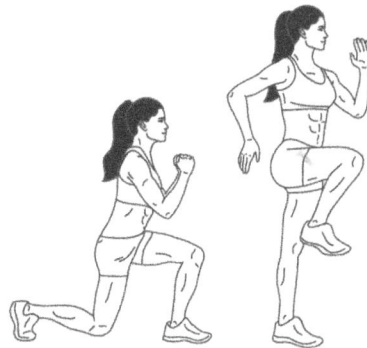

10 fentes step-up

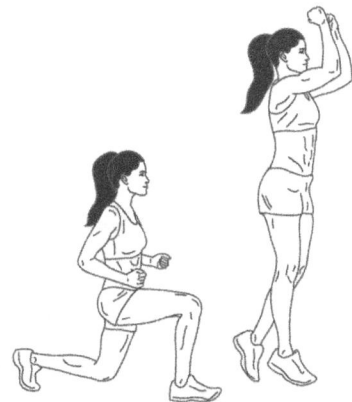

10 fentes sautées

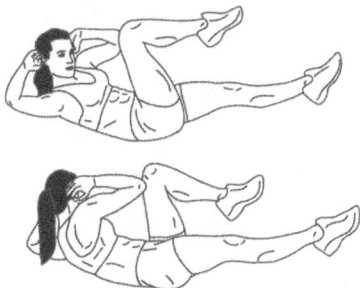

10 genou-au-coude crunchs

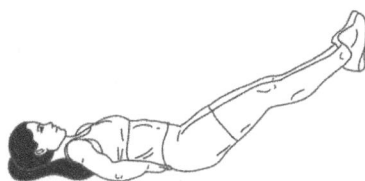

10-count levée de jambes

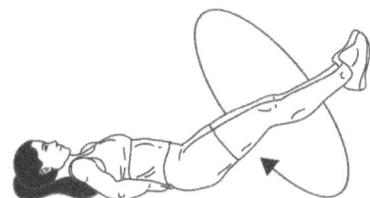

10 cercles avec jambes

31 Chisel

Obtenir ce physique ciselé demande de la patience et de la persévérance. Chisel, bien sûr, est l'entraînement qui vous aidera à faire tout cela. Une combinaison d'exercices d'aérobie et de force, il fait travailler tous les principaux groupes musculaires afin que votre corps se transforme comme vous le souhaitez.

OBJECTIF : BRULE-GRAISSE

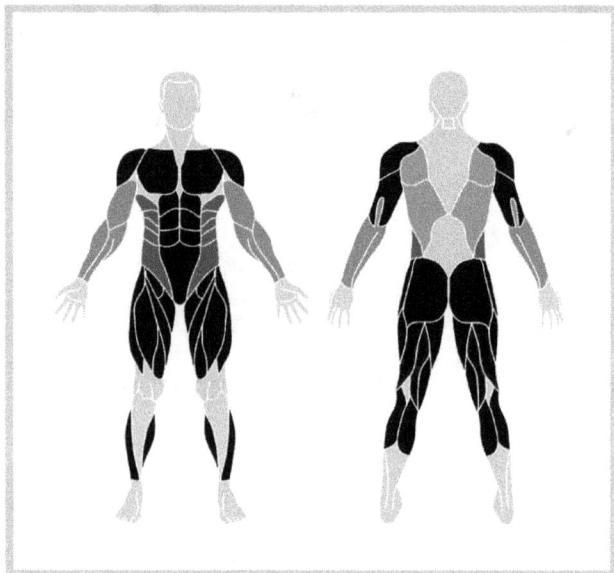

CHISEL

DAREBEE WORKOUT © darebee.com

NIVEAU I 3 sets **NIVEAU II** 5 sets **NIVEAU III** 7 sets **REPOS** jusqu'à 2 min

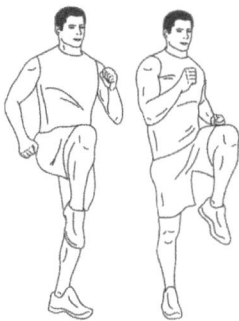

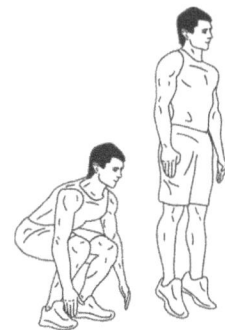

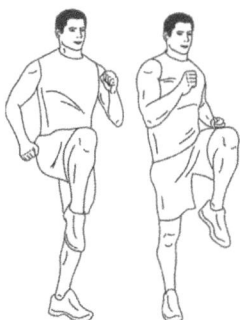

20 levées de genoux   **10** squats   **2** squats sautés

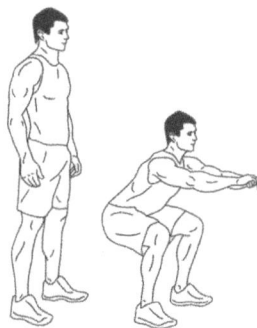

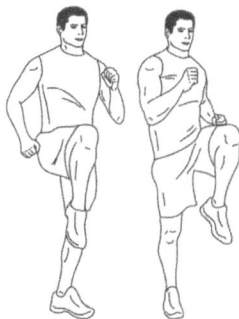

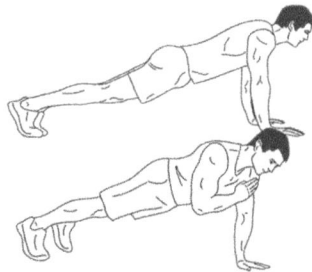

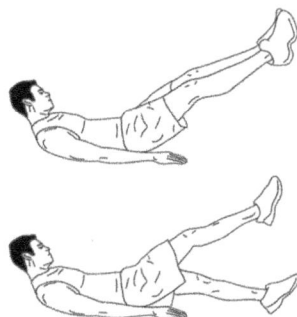

20 levées de genoux   **10** toucher-épaules   **2** pompes

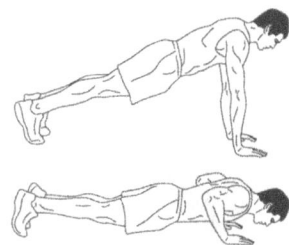

20 levées de genoux   **10** battements de jambes   **2** levées de jambes

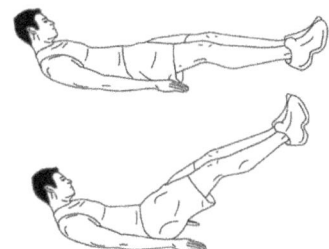

32 Code Zero

Code Zero est un entraînement de force qui vous permettra de sentir les muscles qui vous étaient inconnus jusqu'alors. Il est conçu pour être fait à un rythme lent qui fait attention à la bonne exécution des mouvements. Ainsi les coups de poing sont effectués avec une rotation complète du corps et un verrouillage en microseconde du coude car le coup de poing est centré à chaque fois. Les pompes sont profondes et lentes et les coups de pied sont exécutés lentement avec un maintien de position en une fraction de seconde avant que la jambe ne soit rétractée. Cet entraînement ne vous poussera pas en termes de capacité aérobie ou d'endurance, mais vous aidera à développer la stabilité, la force du core et des muscles forts.

OBJECTIF : FORCE & TONIFICATION

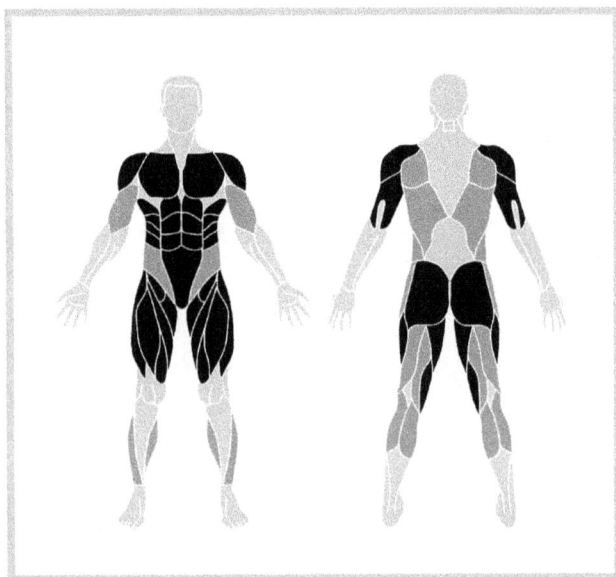

CODE ZERO

DAREBEE WORKOUT © darebee.com

NIVEAU I 3 sets **NIVEAU II** 5 sets **NIVEAU III** 7 sets **REPOS** jusqu'à 2 min

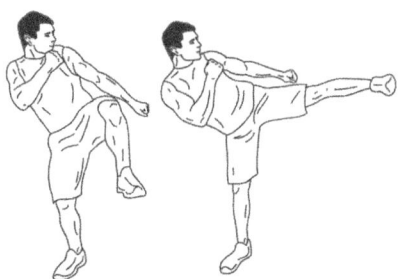

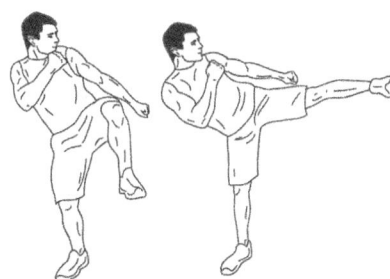

20 coups de pied de côté

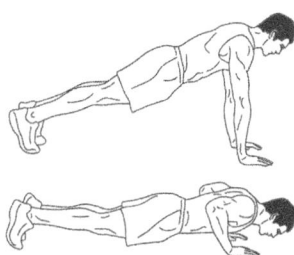

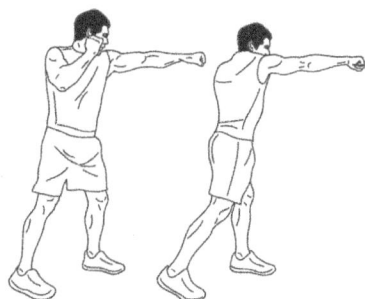

5 pompes

20 coups de pied de côté

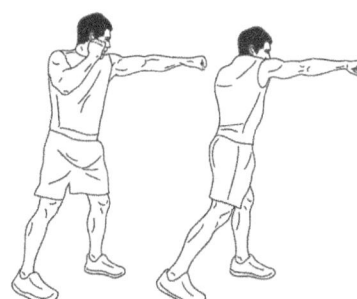

20 coups de poing

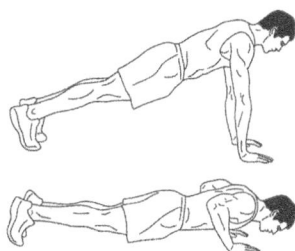

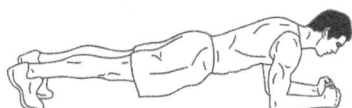

5 pompes

20 coups de poing

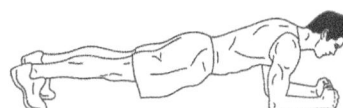

20-count planche

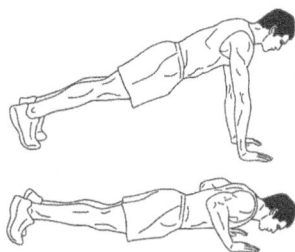

5 pompes

20-count planche

33 Commander

Le Commander est un entraînement de force qui utilise le mouvement dynamique des coups de poing en combinaison avec des exercices pour tester presque tous les groupes musculaires du corps. L'accent est mis ici sur le mouvement de tout le corps, donc tout doit être exécuté en utilisant une forme correcte et un mouvement profond, au lieu de la vitesse. Le résultat est un entraînement de force qui augmente la température corporelle sans vous emmener dans votre zone aérobie.

OBJECTIF : FORCE & TONIFICATION

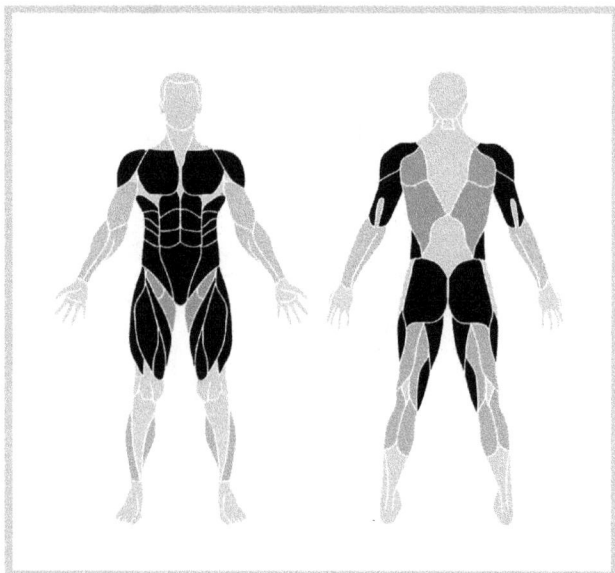

THE COMMANDER

DAREBEE WORKOUT © darebee.com

NIVEAU I 3 sets **NIVEAU II** 5 sets **NIVEAU III** 7 sets **REPOS** jusqu'à 2 min

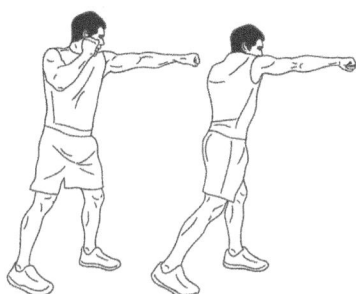

40 jab + cross

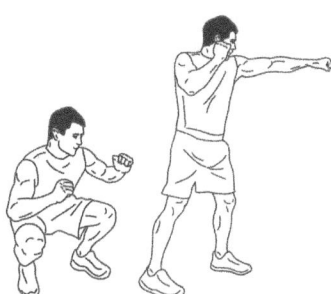

20 squat + jab

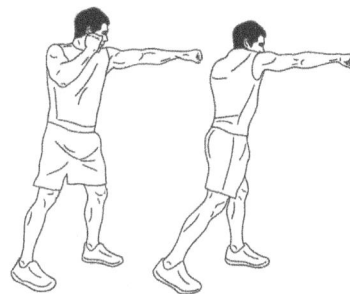

40 jab + cross

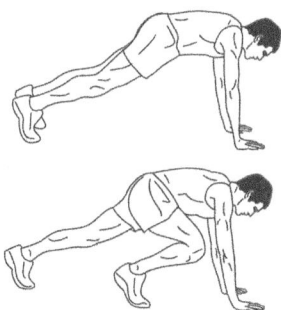

20 grimpeurs lentes

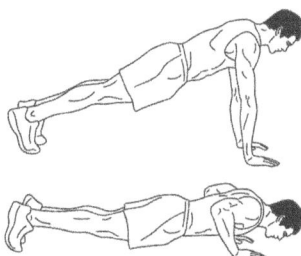

20 pompes

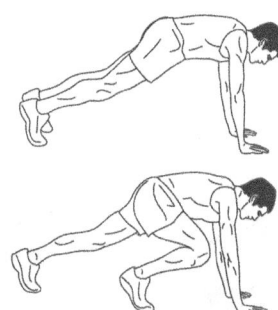

20 grimpeurs lentes

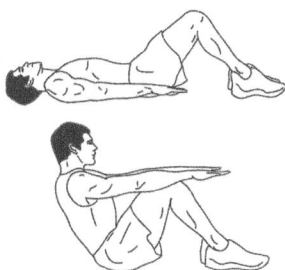

20 levées du buste

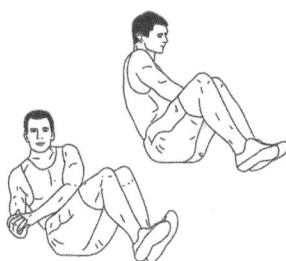

20 rotations russes

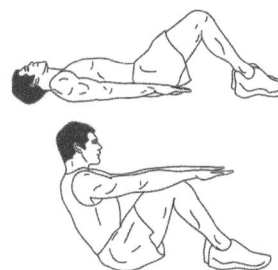

20 levées du buste

34 Commando

Il y a des moments où vous voulez que votre corps vous obéisse. D'une manière explicite, vous voulez que vos muscles réagissent rapidement et avec précision. L'entraînement Commando appuie sur tous les bons boutons, aidant votre corps à développer le type de contrôle de précision que vous recherchiez.

OBJECTIF : FORCE & TONIFICATION

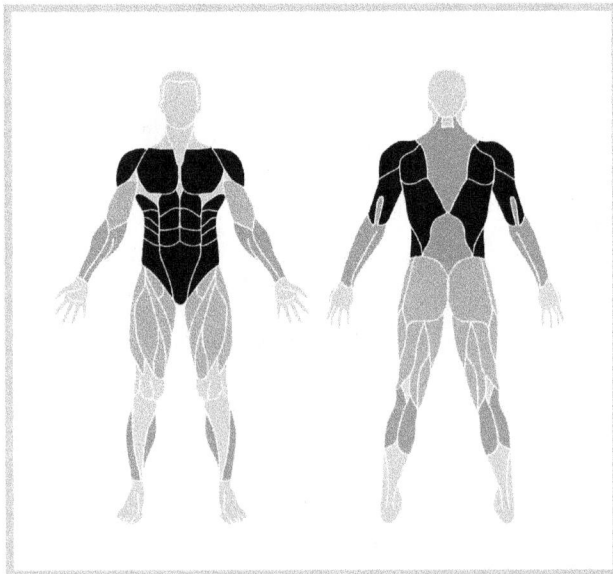

COMMANDO

DAREBEE WORKOUT © darebee.com

NIVEAU I 3 sets **NIVEAU II** 4 sets **NIVEAU III** 5 sets **REPOS** jusqu'à 2 min

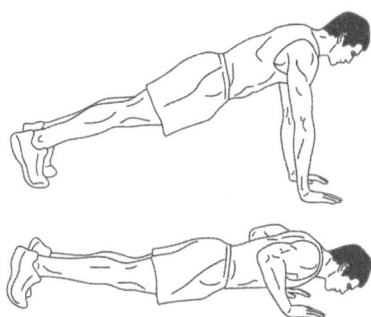

to failure pompes
(jusqu'à épuisement)

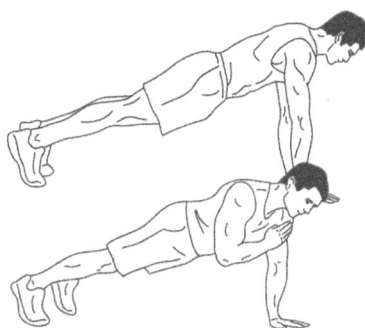

10 toucher-épaules

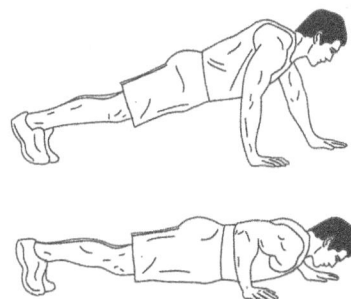

4 pompes mains décalées

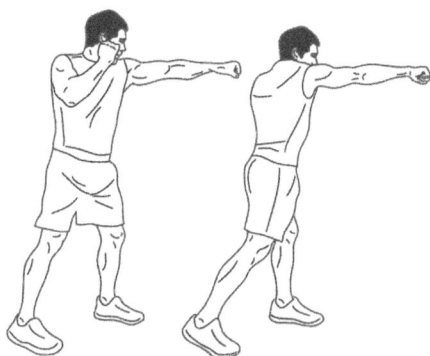

40 coups de poing

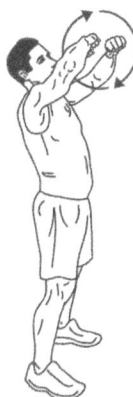

40 cercles de poing

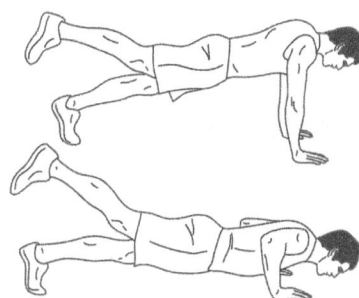

4 pompes jambe levée

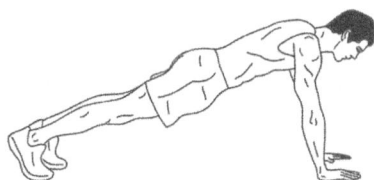

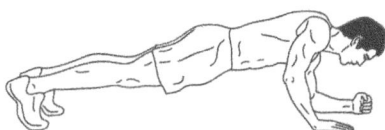

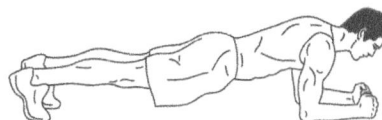

10 planches dynamiques

35 Conqueror

Conqueror est l'entraînement auquel vous vous adonnez lorsque vous n'avez pas vraiment envie de vous entraîner. Il a l'air d'être trompeusement facile. Son rythme régulier crée l'énergie progressivement, mais il ne vous pousse jamais assez pour avoir le sentiment que vous devez creuser profondément pour le terminer. Pourtant, il engage tous les principaux groupes musculaires et il offre tout à fait le punch en termes d'efficacité.

OBJECTIF : FORCE & TONIFICATION

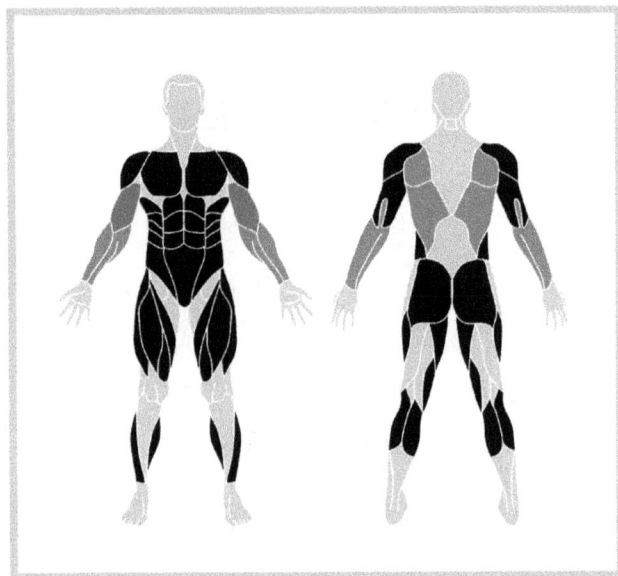

CONQUEROR

DAREBEE WORKOUT © darebee.com

NIVEAU I 3 sets **NIVEAU II** 5 sets **NIVEAU III** 7 sets **REPOS** jusqu'à 2 min

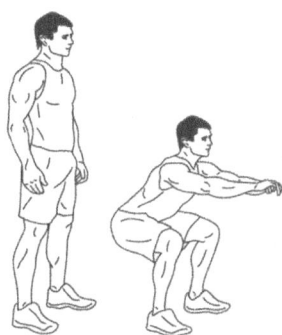

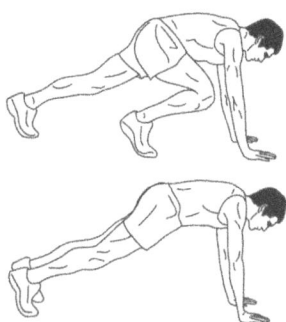

20 squats   **20** grimpeurs lents   **20** squats

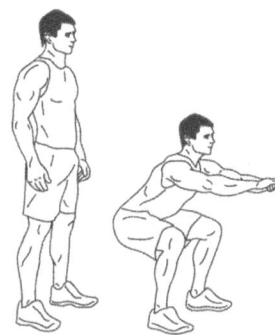

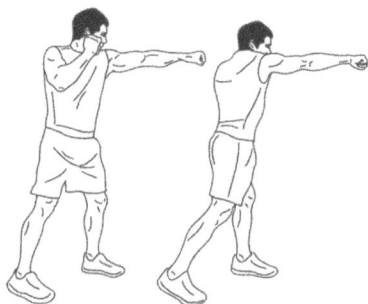

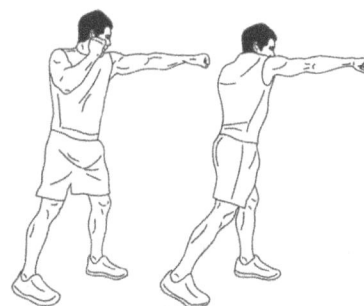

20 coups de poing   **20** pompes   **20** coups de poing

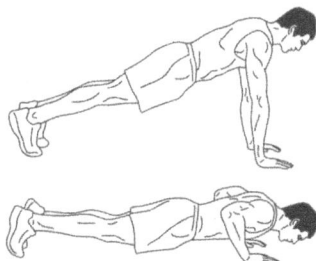

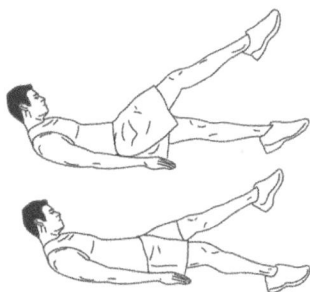

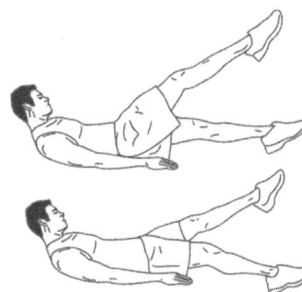

20 battements de jambes   **20** rotations russes   **20** battements de jambes

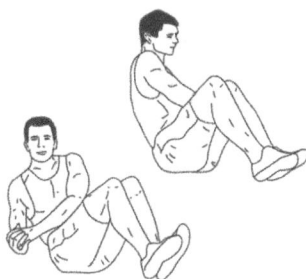

36 Cossack

Les cosaques étaient légers sur leurs pieds et avaient des jambes si puissantes qu'ils semblaient souvent voler au-dessus du sol au combat. Le Cossack, comme vous l'avez peut-être deviné, se concentre sur les muscles du bas du corps pour offrir un entraînement puissant et ciblé qui suralimentera vos muscles et vous aidera à augmenter votre force. Levez vos genoux à hauteur de taille lorsque vous faites les Pas de marche et n'oubliez pas de balancer vos bras avec énergie.

OBJECTIF : BRULE-GRAISSE

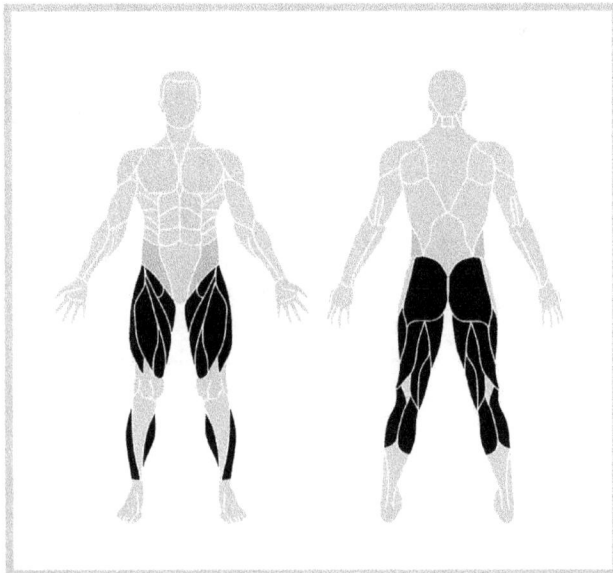

cossack

DAREBEE WORKOUT © darebee.com

Niveau I 3 sets **Niveau II** 5 sets **Niveau III** 7 sets **REPOS** 2 min

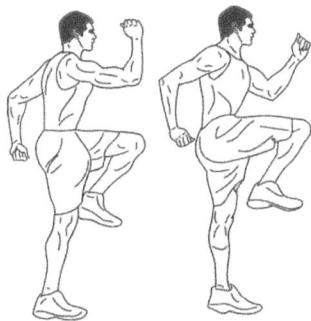

20 pas de marche

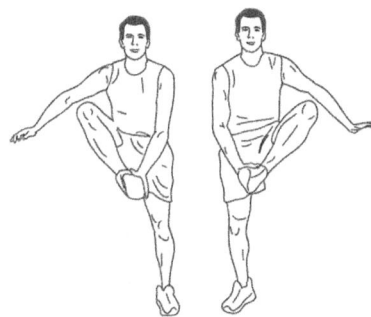

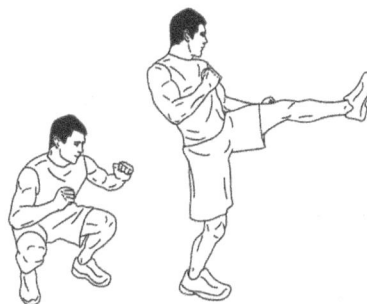

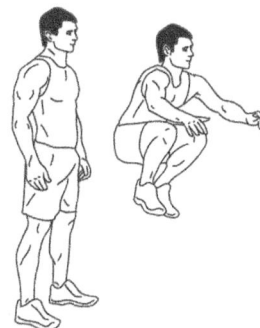

10 sauts toucher-pied

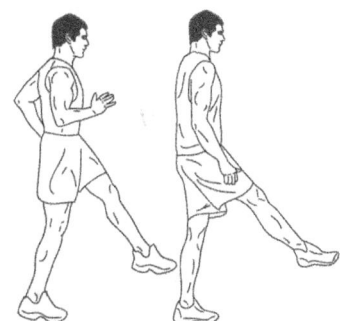

20 sauts jambes tendues

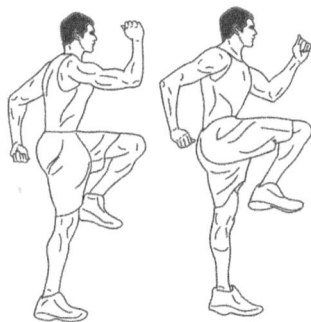

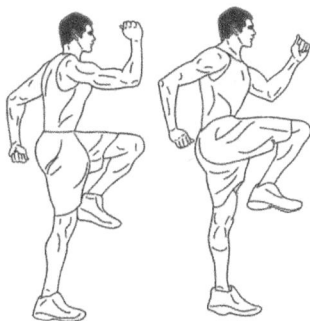

20 pas de marche

10 squat + coup de pied

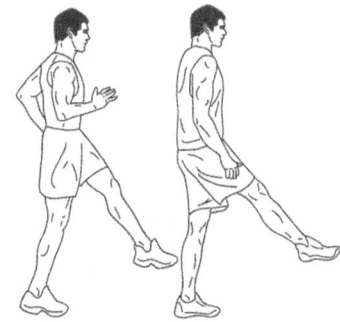

20 sauts jambes tendues

20 pas de marche

10 sauts groupés

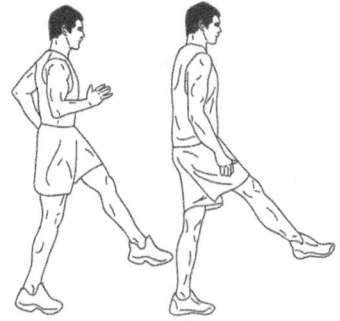

20 sauts jambes tendues

37 Crusher

Voici une lapalissade: sans force du bas du corps, vous ne pouvez pas faire grand-chose. Vous ne pouvez pas sauter. Vous ne pouvez pas courir. Vous ne pouvez pas donner les coups de pied. Vous ne pouvez pas frapper. Vous perdez tellement de pouvoir de votre corps en fait, que la question doit être : « Que pouvez-vous faire pour augmenter votre force du haut du corps? » La réponse est : « L'entraînement The Crusher ». Bien qu'il cible tous les principaux groupes musculaires de votre corps, il se concentre sur la puissance de vos jambes, en travaillant les quadriceps, les fessiers et les mollets pour rendre votre puissance du bas du corps aussi forte que possible. Maintenez la hauteur de vos sauts à chaque fois et vous ressentirez la brûlure musculaire dès le premier set.

OBJECTIF : FORCE & TONIFICATION

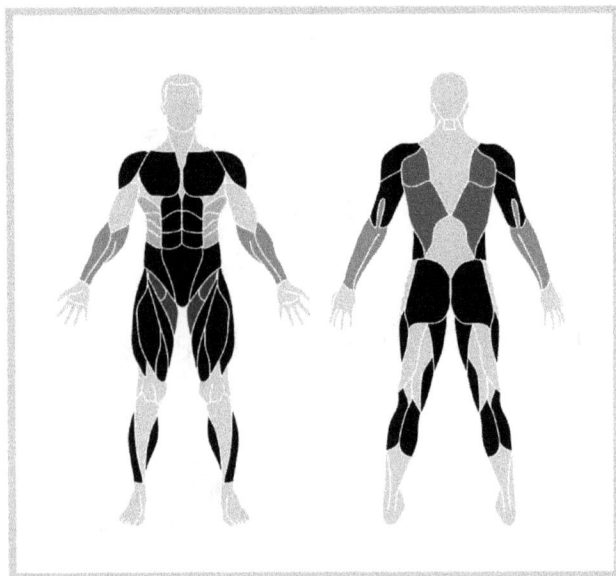

THE CRUSHER

DAREBEE WORKOUT © darebee.com

NIVEAU I 3 sets **NIVEAU II** 5 sets **NIVEAU III** 7 sets **REPOS** jusqu'à 2 min

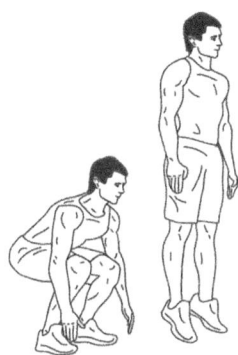

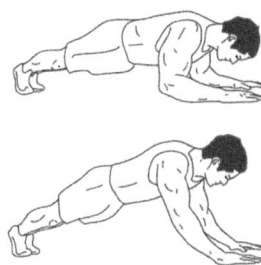

5 squats sautés   **10** fentes   **une** extension des triceps

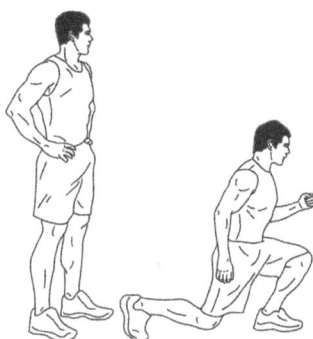

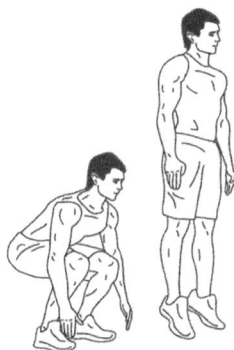

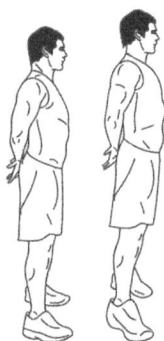

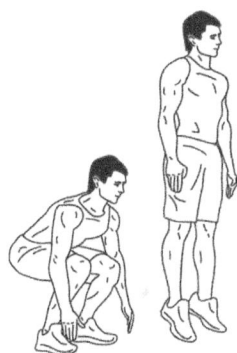

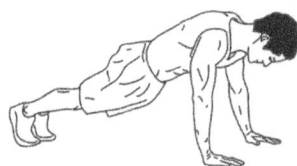

5 squats sautés   **10** levées de talons   **une** extension des triceps

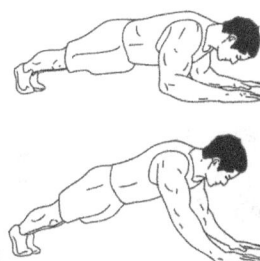

5 squats sautés   **10-count** planche   **une** extension des triceps

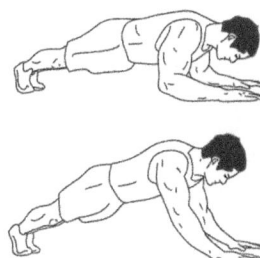

38 Cypher

Décryptez votre corps, augmentez votre vitesse et poussez vos performances aérobies vers de nouveaux sommets avec l'entraînement Cypher. Il combine tout cela et les exercices lents à la fin de chaque combo vous obligent à utiliser pleinement vos muscles.

OBJECTIF : FORCE & TONIFICATION

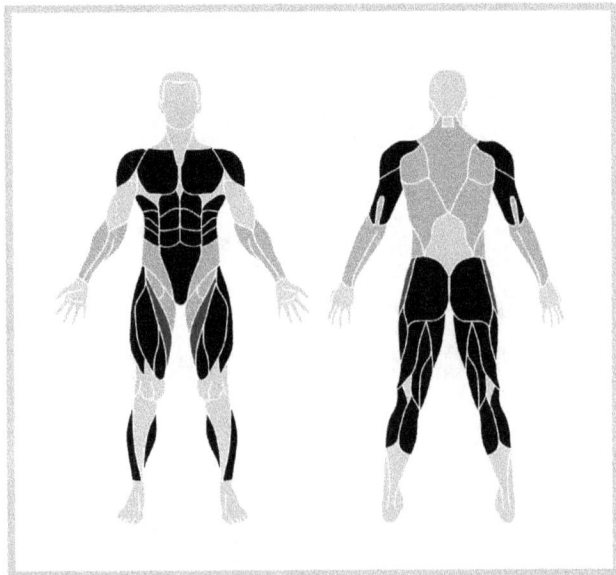

CYPHER

DAREBEE WORKOUT © darebee.com

NIVEAU I 3 sets **NIVEAU II** 5 sets **NIVEAU III** 7 sets **REPOS** jusqu'à 2 min

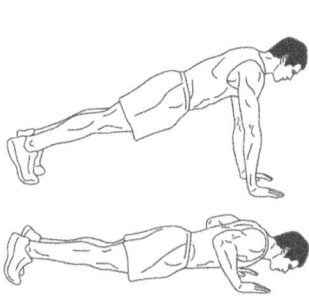

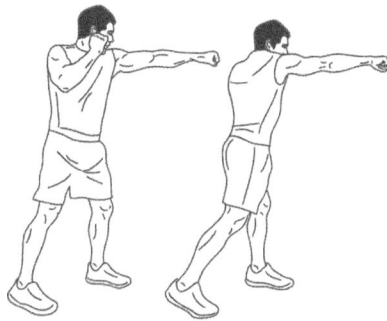

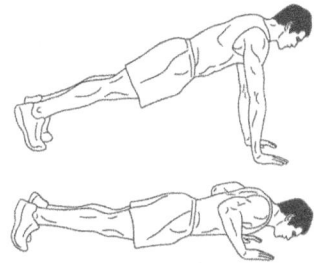

4combos: **2** pompes + **10** jab + cross   **10** pompes lentes

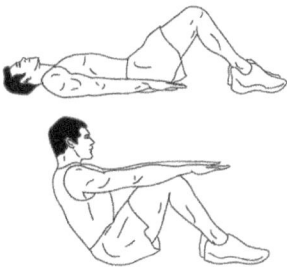

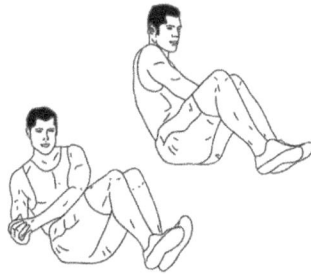

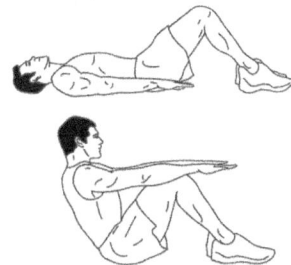

4combos: **2** levées du buste + **10** rotations russes   **10** levées du buste lentes

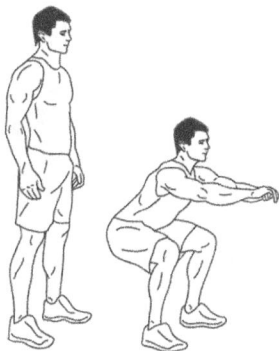

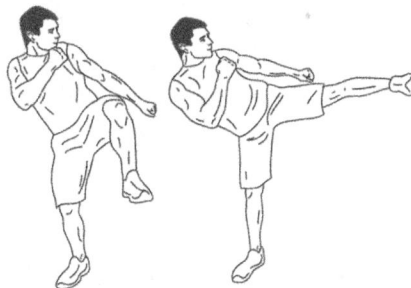

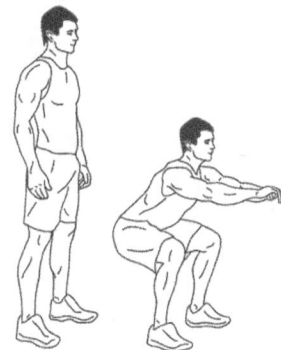

4combos: **2** squats + **10** coups de pieds   **10** squats lents

39   Damage Control

Vous pouvez faire n'importe quoi pendant 10 secondes, non? C'est pourquoi l'entraînement Damage Control est si génial. Son rythme rapide et effréné le rend parfait pour développer une meilleure capacité aérobie et une fibre musculaire à contraction rapide.

OBJECTIF : BRULE-GRAISSE, HIIT

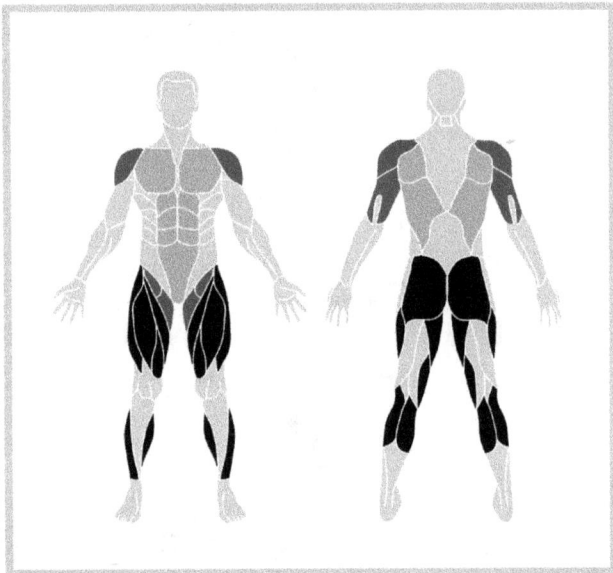

DAMAGE CONTROL

DAREBEE HIIT WORKOUT © darebee.com

Niveau I 3 sets **Niveau II** 5 sets **Niveau III** 7 sets **REPOS** jusqu'à 2 min

10sec levées de genoux
10sec pas de marche
répéter 3 fois au total

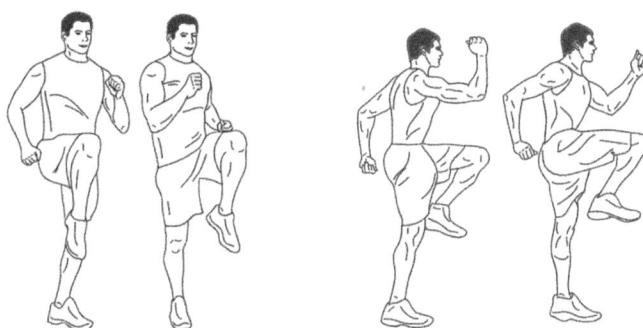

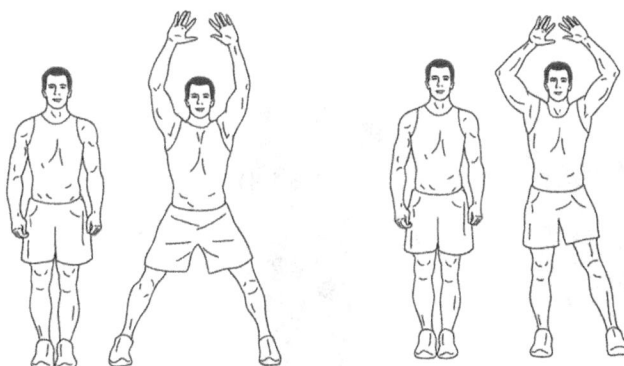

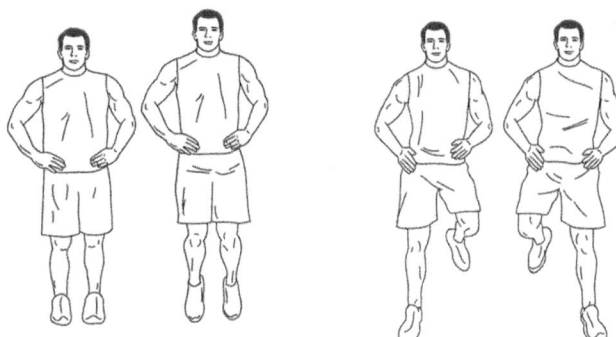

10sec jumping jacks
10sec step jacks
répéter 3 fois au total

10sec sauts sur place
10sec sauts sur les côtés
répéter 3 fois au total

40 Danger Zone

Transformez votre corps en un instrument que vous contrôlez à volonté avec l'entraînement Danger Zone. Cet entraînement explosif est axé sur l'augmentation des performances parce que, vous savez, vous pouvez vraiment avoir besoin de ces compétences lorsque vous êtes dans une situation difficile ... La Zone De Danger.

OBJECTIF : BRULE-GRAISSE

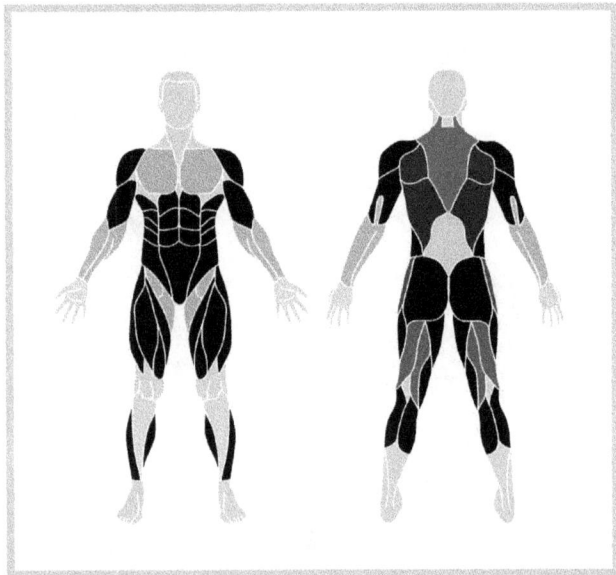

DANGER ZONE

DAREBEE WORKOUT
© darebee.com
NIVEAU I 3 sets
NIVEAU II 5 sets
NIVEAU III 7 sets
REPOS jusqu'à 2 min

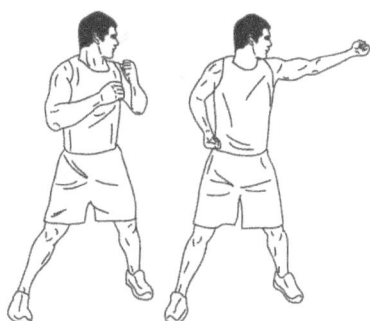

20combos backfist + coup de pied

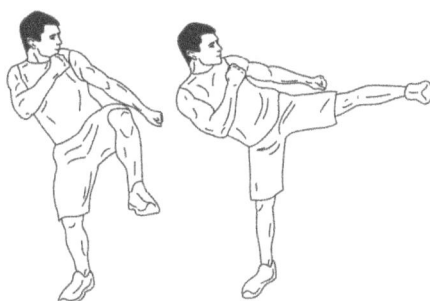

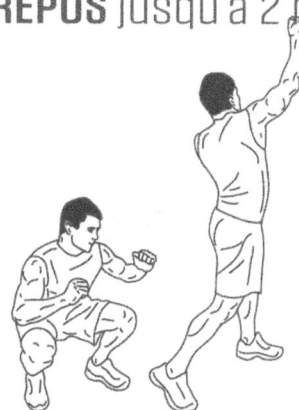

20 squat + uppercut

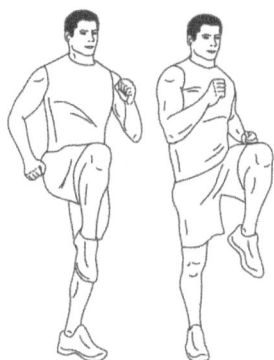

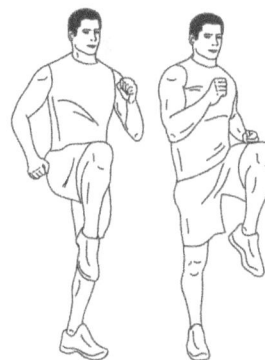

10 levées de genoux

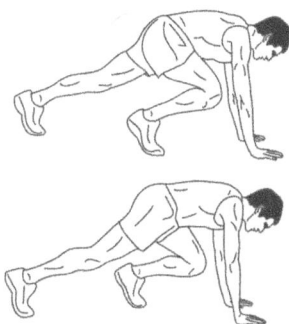

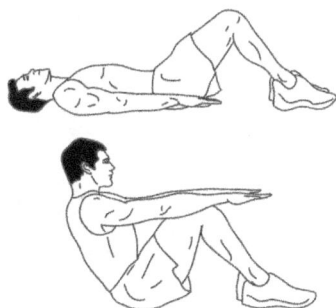

10 grimpeurs

10 levées de genoux

10 levées du buste

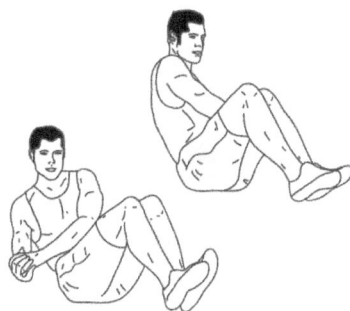

10 rotations russes

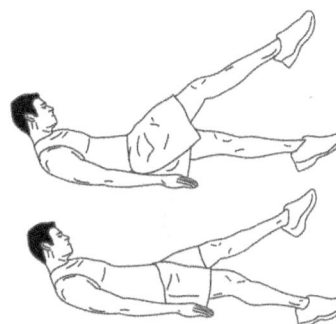

10 battements de jambes

41 Deadlock

Deadlock est un entraînement isométrique et isotonique qui aide à créer une meilleure stabilité articulaire, un core plus fort, des fessiers et des hanches vraiment puissants. Les exercices sont conçus pour être exécutés lentement, permettant aux muscles de se contracter sur toute leur longueur lors de la contraction et du maintien en position isométrique. Gardez votre respiration agréable et uniforme tout au long et vous sentirez vos muscles chauffer.

OBJECTIF : FORCE & TONIFICATION

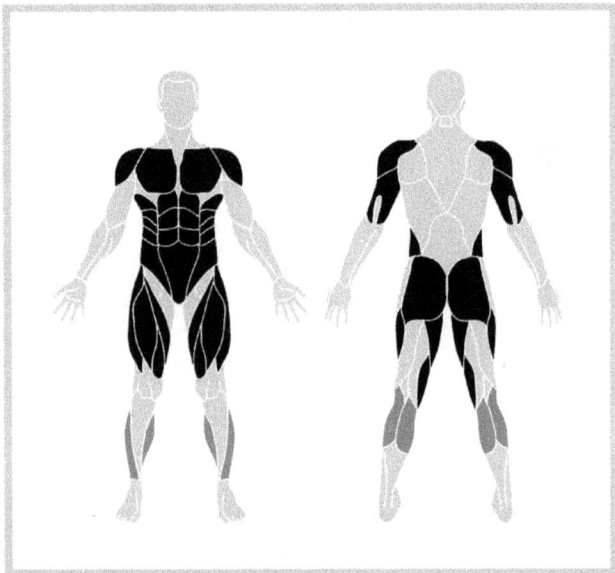

DEADLOCK

DAREBEE WORKOUT © darebee.com

NIVEAU I 3 sets **NIVEAU II** 5 sets **NIVEAU III** 7 sets **REPOS** jusqu'à 2 min

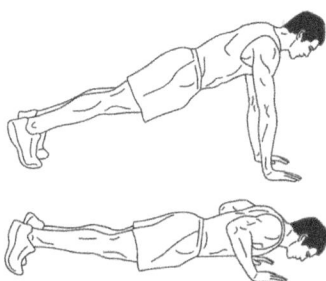

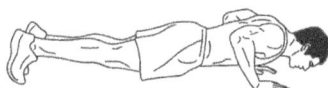

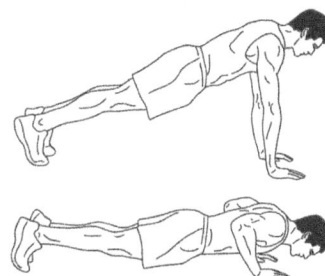

5 pompes   **10-count** pompe maintenue   **5** pompes

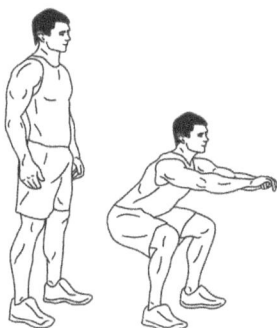

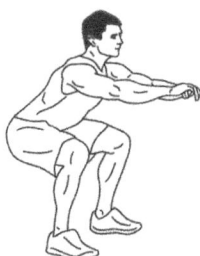

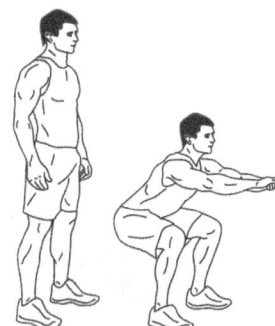

20 squats   **20-count** squat maintenu   **20** squats

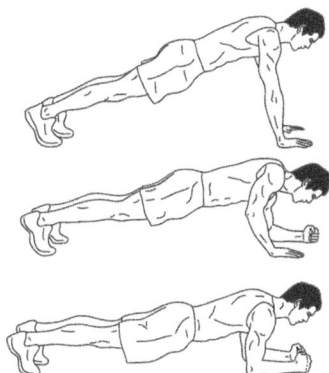

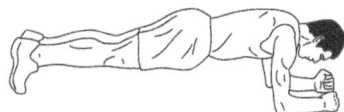

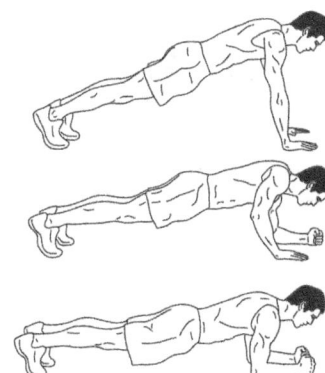

5 planches dynamiques   **10-count** planche maintenue   **5** planches dynamiques

42 Death by Burpees

Les burpees sont le combat de votre corps contre la gravité. Plus vous vous battez, plus vous devenez fort. Plus vous êtes fort, plus vous en faites. Plus vous en faites, plus vous volez haut. Le ..., vous voyez l'image. La mort des Burpees ne vous tuera pas. Donc, cela vous rendra plus fort.

OBJECTIF : BRULE-GRAISSE, HIIT

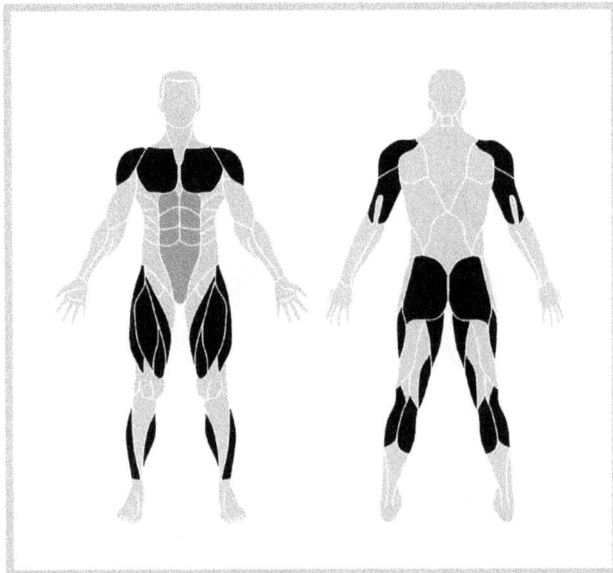

DEATH
BY BURPEES

DAREBEE WORKOUT © darebee.com

NIVEAU I 3 sets **NIVEAU II** 4 sets **NIVEAU III** 5 sets

2 minutes de repos entre les sets

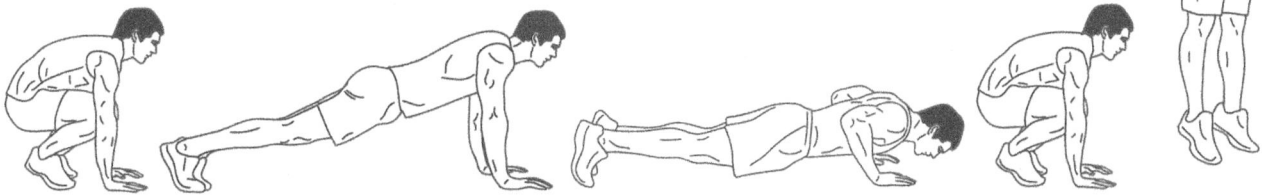

5 burpees	10-count repos
5 burpees	10-count repos
10 burpees	20-count repos
10 burpees	20-count repos
5 burpees	10-count repos
5 burpees	repos

Indication : 10-count signifie «en comptant jusqu'à 10»

43 Demolition

Demolition est un entraînement de force de niveau 4 qui cible le core et le haut du corps. Vous sentirez l'explosion d'énergie en un rien de temps. Faites chaque exercice lentement (y compris les coups de poing), faites attention à la performance et effectuez toute l'amplitude des mouvements (ce qui signifie que les pompes doivent être vraiment profondes). Vous ressentirez les avantages de tout cela bien avant la fin de l'entraînement lui-même.

OBJECTIF : FORCE & TONIFICATION

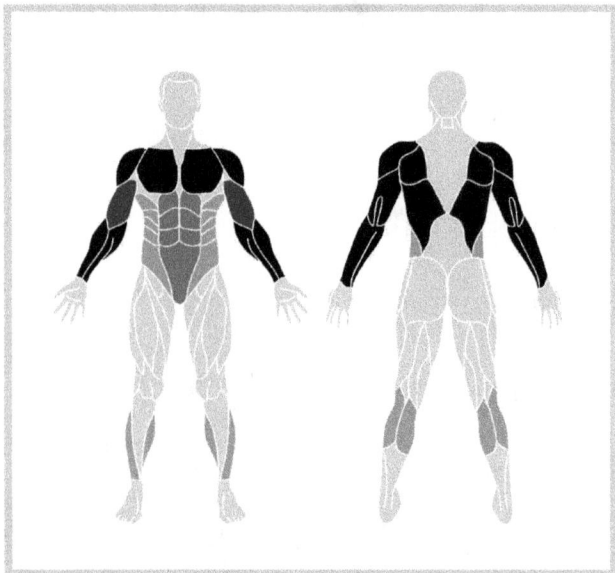

DEMOLITION

DAREBEE WORKOUT © darebee.com

NIVEAU I 3 sets **NIVEAU II** 4 sets **NIVEAU III** 5 sets **REPOS** jusqu'à 2 min

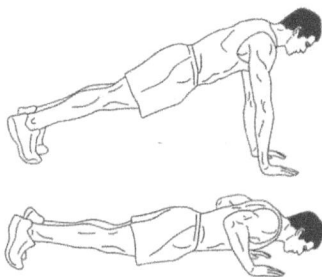

5 pompes classiques

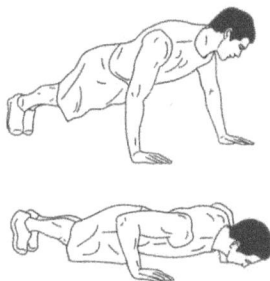

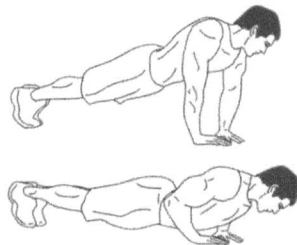

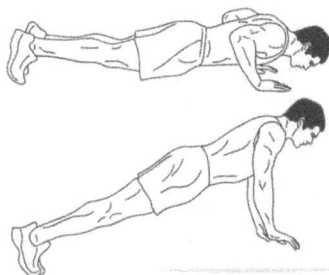

5 pompes prise large

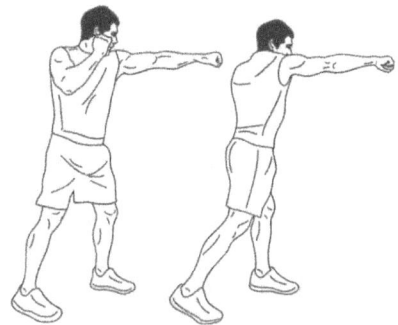

40 coups de poing

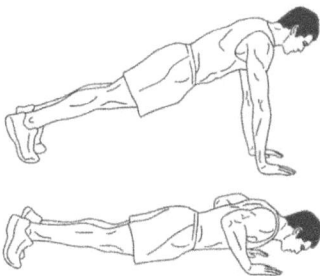

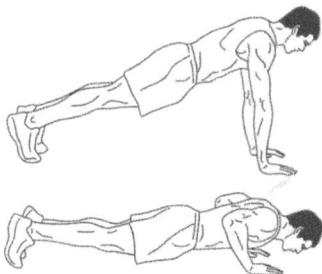

5 pompes classiques

5 pompes prise serrée

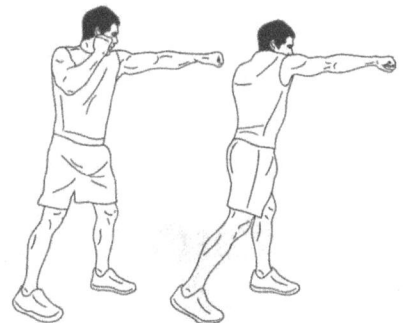

40 coups de poing

5 pompes classiques

5 pompes sautées

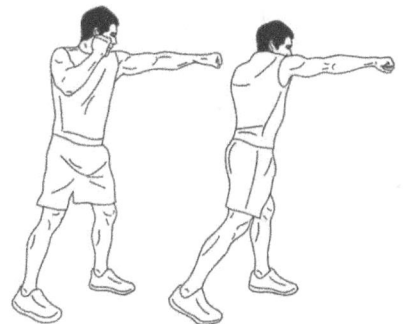

40 coups de poing

44 Dirty 30

Pour ceux qui recherchent un entraînement rapide et audacieux qui donne un coup de poing sans trop de fioritures, aucun ne peut être plus rapide ou plus audacieux que Dirty 30. Tout simplement, six exercices de 30 répétitions chacun. C'est tout. Vous faites une série, reposez-vous, répétez. Les résultats seront cependant assez impressionnants. Vous allez faire travailler beaucoup les principaux groupes musculaires. Il s'agit d'un entraînement de niveau 4 en difficulté, vous avez donc été prévenu.

OBJECTIF : FORCE & TONIFICATION

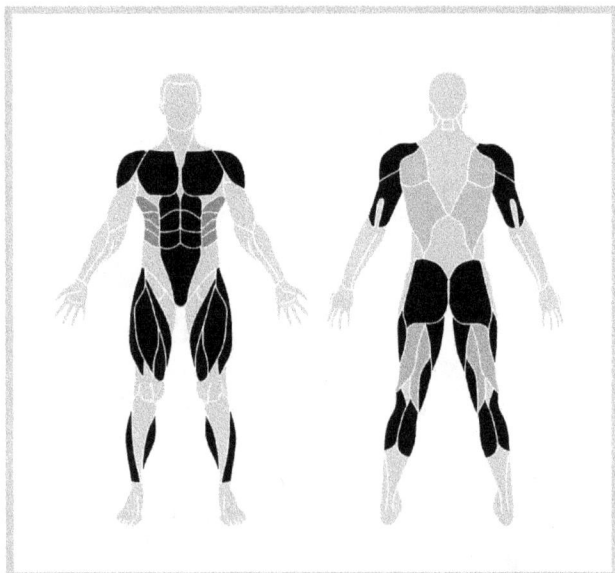

DIRTY 30

DAREBEE WORKOUT © darebee.com

NIVEAU I 3 sets **NIVEAU II** 4 sets **NIVEAU III** 5 sets **REPOS** jusqu'à 2 min

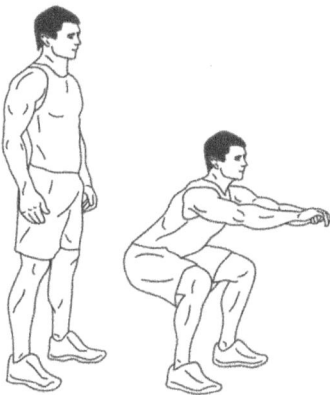

30 squats

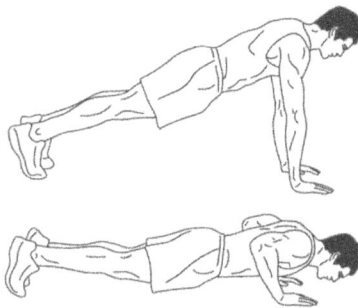

30 pompes

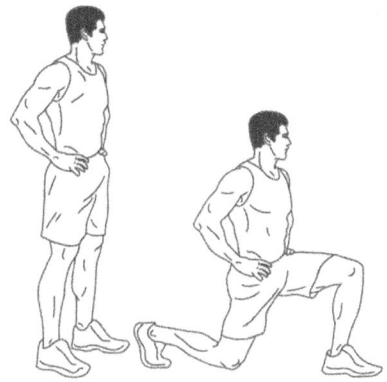

30 fentes

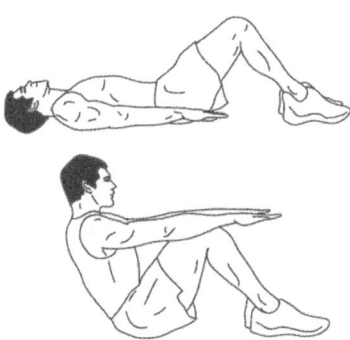

30 levées du buste

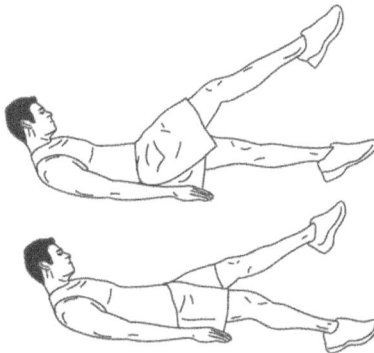

30 battements de jambes

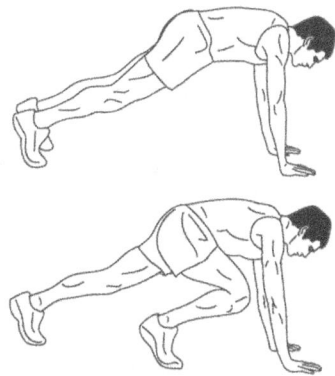

30 grimpeurs

45 Double Dash

Double Dash est un entraînement de force qui alterne la charge exercée sur les muscles entre des mouvements concentriques et excentriques, un impact de niveau moyen et un impact élevé. Bref, en conséquence, il aide à développer le type de puissance explosive qui transforme vraiment votre performance.

OBJECTIF : BRULE-GRAISSE

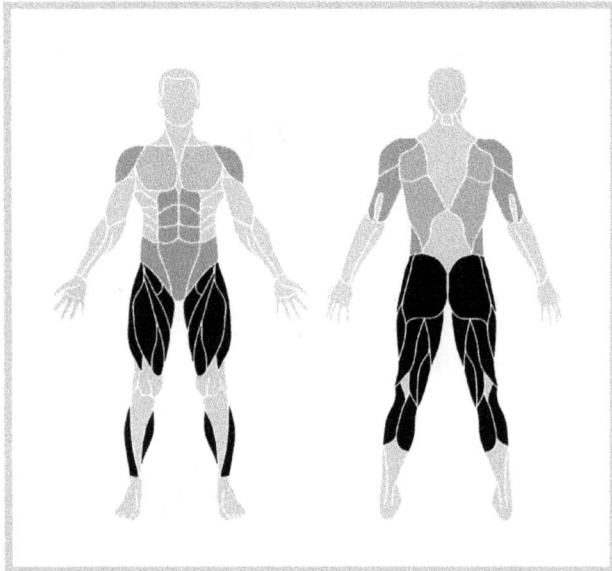

double dash

DAREBEE WORKOUT
© darebee.com
NIVEAU I 3 sets
NIVEAU II 5 sets
NIVEAU III 7 sets
REPOS jusqu'à 2 min

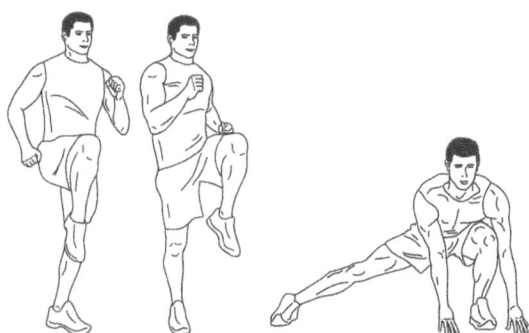

40 levées de genoux   fente latérale profonde

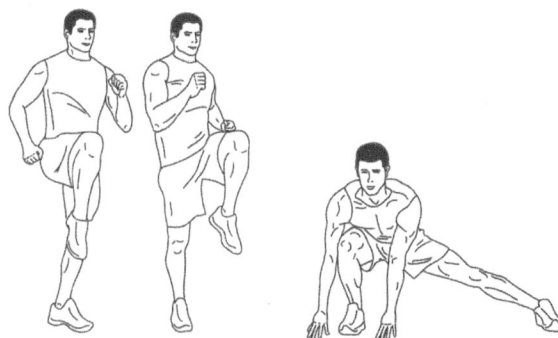

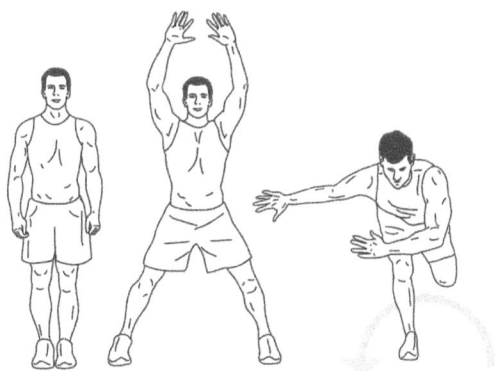

40 levées de genoux   fente latérale profonde

20 jumping jacks   saut de côté

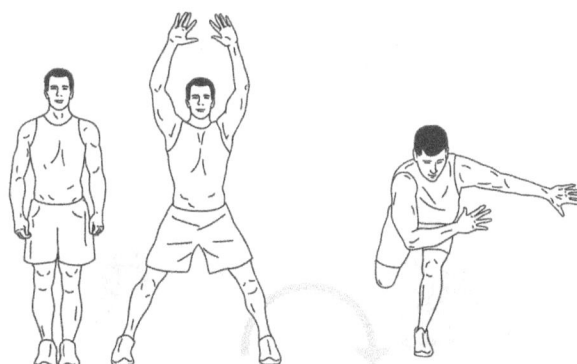

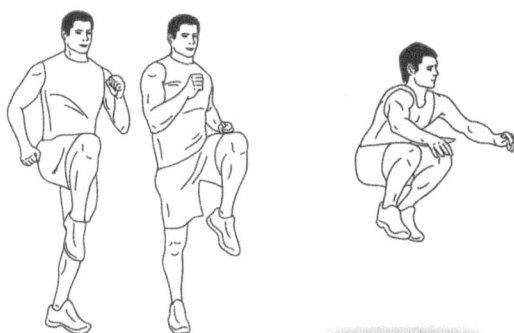

20 jumping jacks   saut de côté

40 levées de genoux   saut groupé

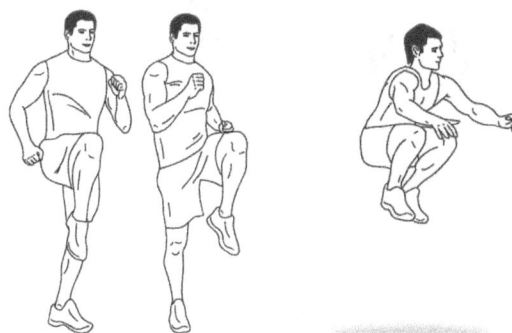

40 levées de genoux   saut groupé

46 Ender

Ender est un entraînement qui utilise une série d'exercices standard. Il défie des groupes musculaires particuliers et vous offre une expérience d'entraînement presque complet. Si vous voulez sculpter votre corps, s'il est important pour vous d'avoir le contrôle de votre corps et de ressentir sa force et sa puissance, Ender vous fournira exactement ce dont vous avez besoin.

OBJECTIF : BRULE-GRAISSE

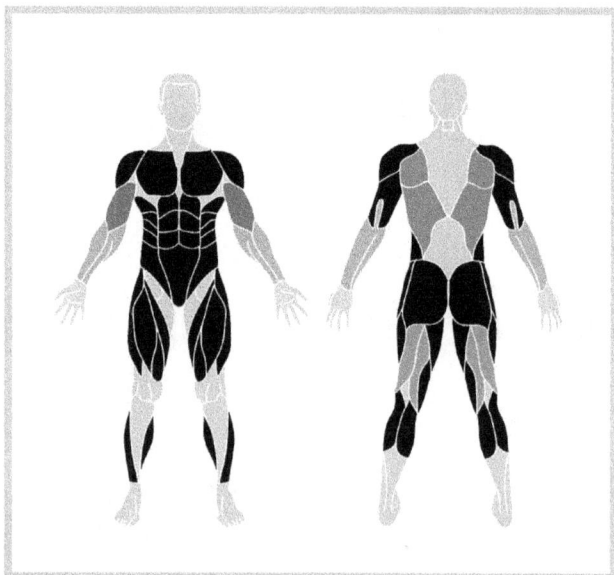

ENDER

DAREBEE WORKOUT © darebee.com

NIVEAU I 3 sets **NIVEAU II** 5 sets **NIVEAU III** 7 sets **REPOS** jusqu'à 2 min

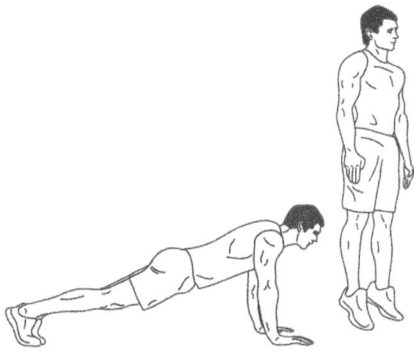

10 burpees basiques avec saut

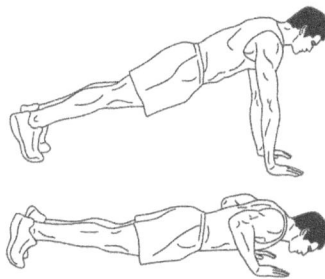

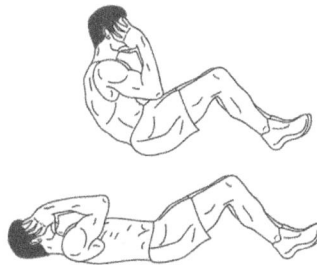

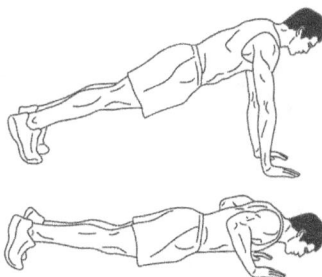

5 pompes

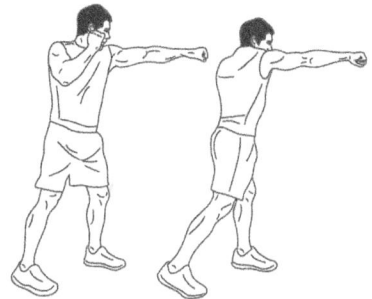

20 coups de poing

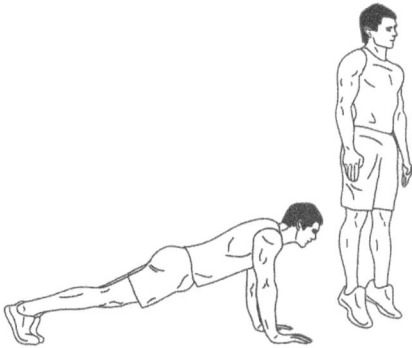

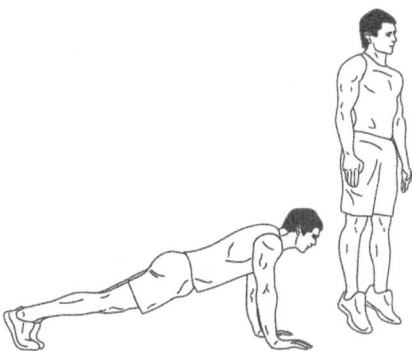

10 burpees basiques avec saut

5 levées du buste

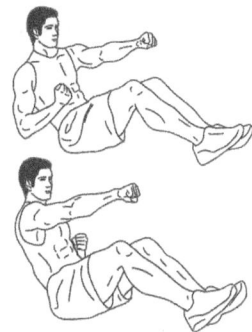

20 coups de poing

10 burpees basiques avec saut

5 pompes

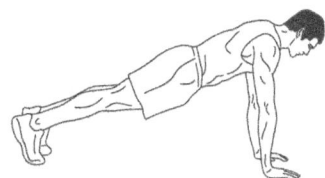

20sec planche

47 Express Abs

Il existe quatre principaux groupes musculaires qui composent la paroi abdominale dans sa totalité et Abs Express est conçu pour vous aider à tester chacun d'entre eux pour des résultats meilleurs et plus rapides. Quand il s'agit de construire des abdos de qualité, il n'y a vraiment pas de raccourci. Cet ensemble d'exercices vous aidera à y arriver, tout ce que vous avez à faire est de mettre du temps et de faire le travail.

OBJECTIF : ABDOS

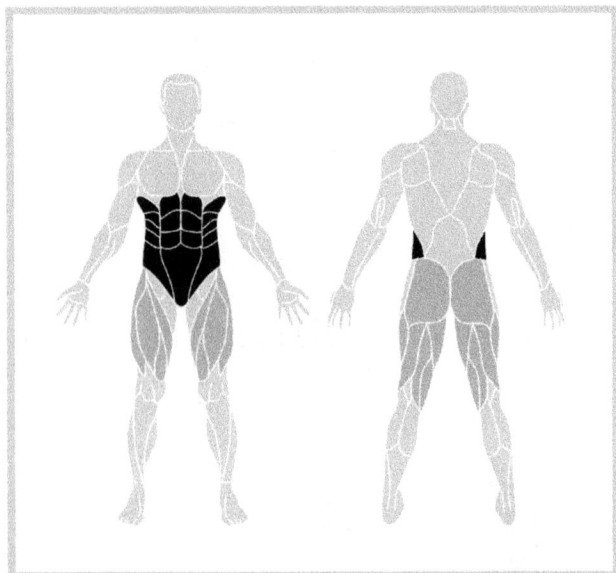

express abs

DAREBEE WORKOUT © darebee.com

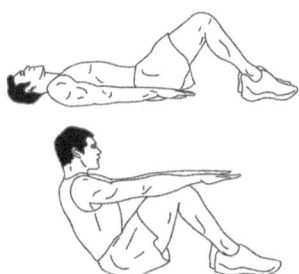

10 levées du buste

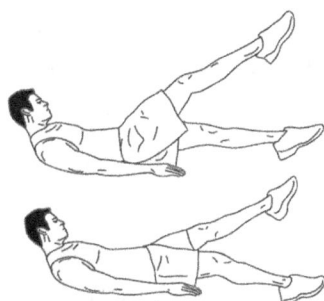

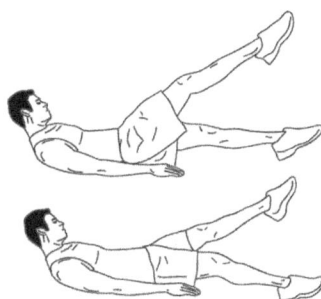

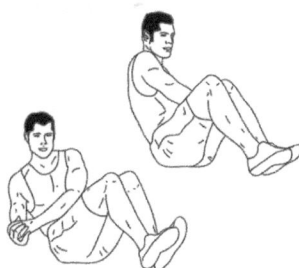

10 battements de jambes

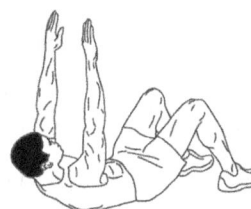

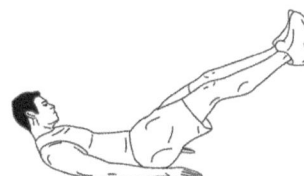

10-count crunch maintenu

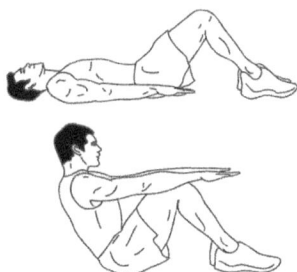

10 levées du buste

10 battements de jambes

10-count levée de jambes maintenue

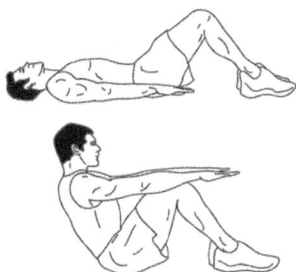

10 levée du buste

10 rotations russes

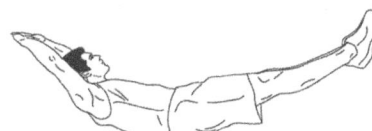

10-count barque maintenue

48 Finisher

L'entraînement Finisher devrait être celui que vous ajoutez à la fin de presque tous les entraînements que vous effectuez, d'où son nom. Conçu pour vous aider à étirer les muscles et à renforcer les épaules, le Finisher est également une aide précieuse pour obtenir une plus grande liberté de mouvement. Parce que nous avons rarement suffisamment de temps à consacrer aux étirements, c'est le seul domaine du fitness qui est souvent laissé pour compte. En ajoutant The Finisher à la fin d'une séance d'entraînement, vous pouvez éviter d'avoir à planifier des séances d'étirement supplémentaires et, progressivement, votre flexibilité et votre souplesse vont s'améliorer.

OBJECTIF : STRETCHING

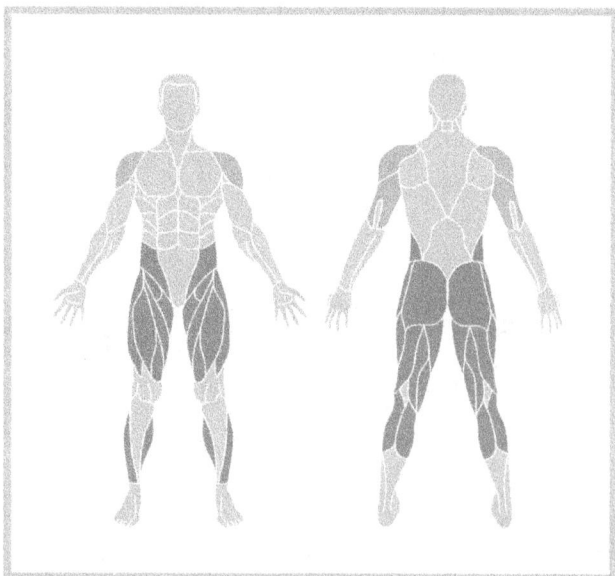

THE FINISHER

STRETCHING BY DAREBEE © darebee.com

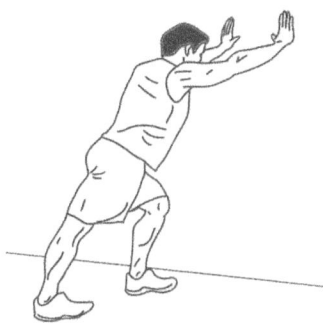

20sec étirement   **20sec** étirement   **20sec** étirement   **20sec** étirement

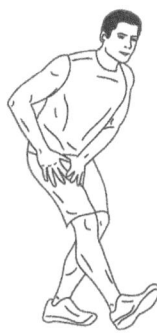

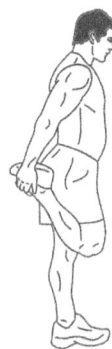

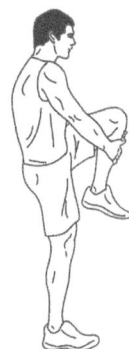

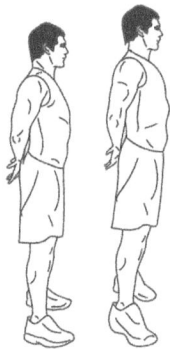

20 levées de talons   **40** levées latérales de jambes   **40** mouvements avant-arrière

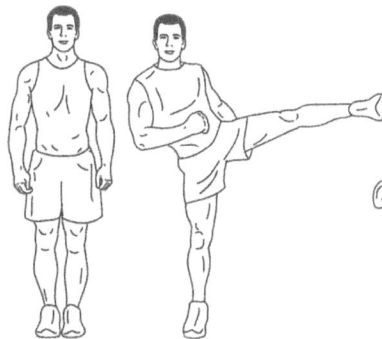

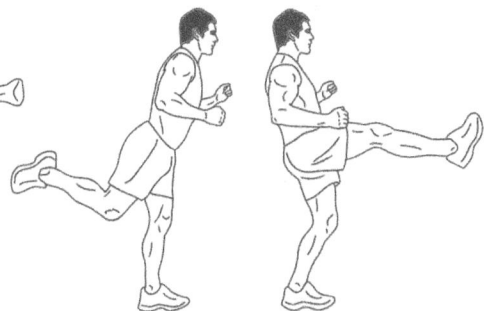

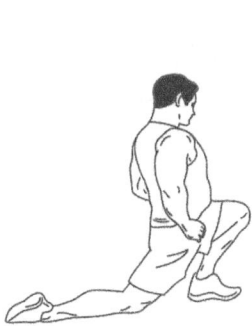

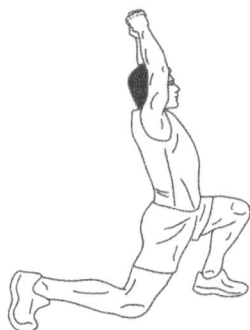

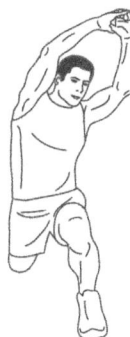

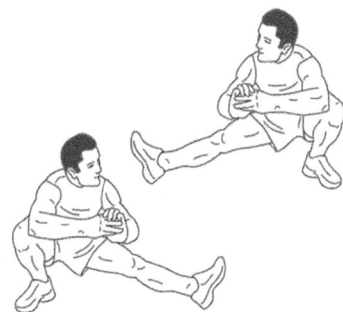

combo: 10sec chacun puis changer de jambe   **20** fentes latérales orteils levés

49 Finish Line

Les étirements, effectués après l'effort, aident à libérer la puissance du corps, à détendre les muscles, à favoriser la circulation et la récupération musculaire ainsi qu'à élargir l'amplitude des mouvements. L'entraînement Finish Line offre tout cela sans prendre trop de temps. Effectué régulièrement, il contribue à la puissance des muscles en augmentant le degré de liberté du mouvement.

OBJECTIF : STRETCHING

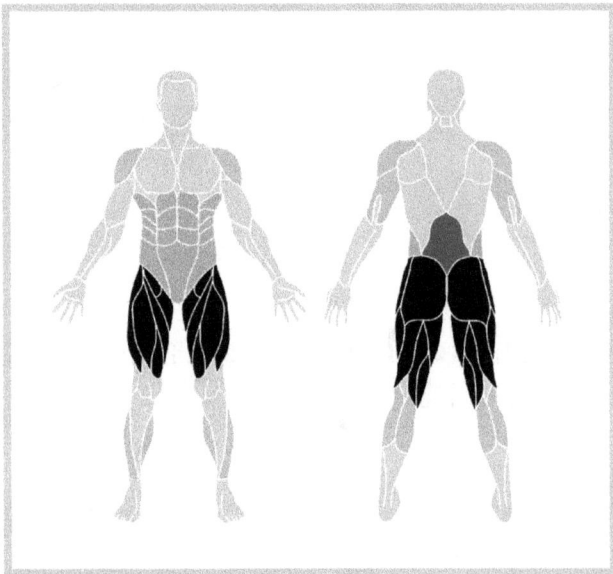

FINISH LINE

UNIVERSAL COOLDOWN
BY DAREBEE
© darebee.com

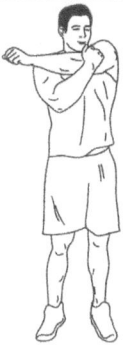

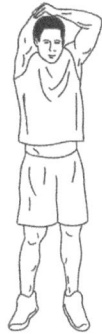

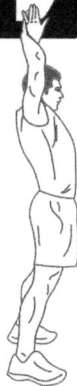

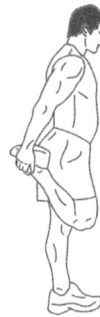

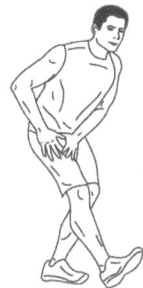

20sec étirement   **20sec** étirement   **20sec** étirement   **20sec** étirement   **20sec** étirement

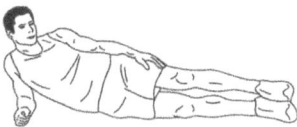

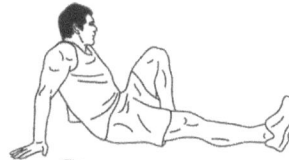

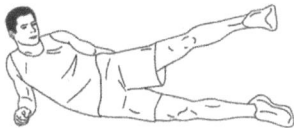

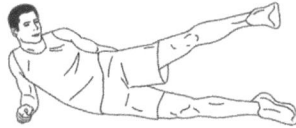

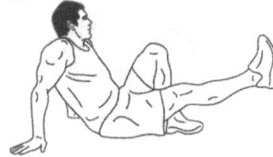

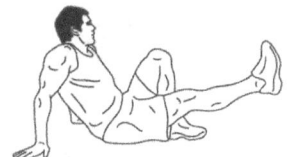

30sec levées de jambes + **30sec** maintien
changez de côté et répétez

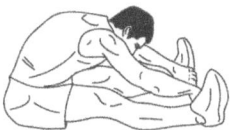

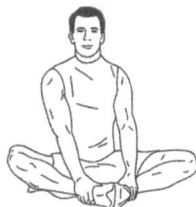

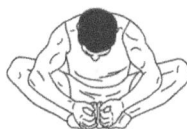

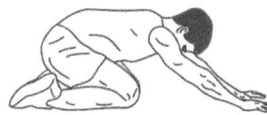

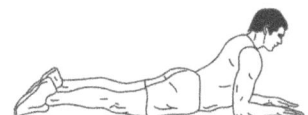

30sec levées de jambes + **30sec** maintien
changez de côté et répétez

20sec étirement   **20sec** étirement   **20sec** étirement   **20sec** étirement   **20sec** étirement

50   Free Fall

Free Fall est un entraînement HIIT qui travaille dur pour améliorer la flexibilité, augmenter la synchronisation du haut / bas du corps et fournir un core solide. Cela vous permet d'entrer dans la zone de transpiration dès les trois premières minutes et demie, puis vous y êtes. Testez vos performances en analysant ce que vous ressentez pendant vos deux premières séries, puis voyez si vous pouvez maintenir le même rythme tout au long du nombre de séries que vous faites.

OBJECTIF : BRULE-GRAISSE, HIIT

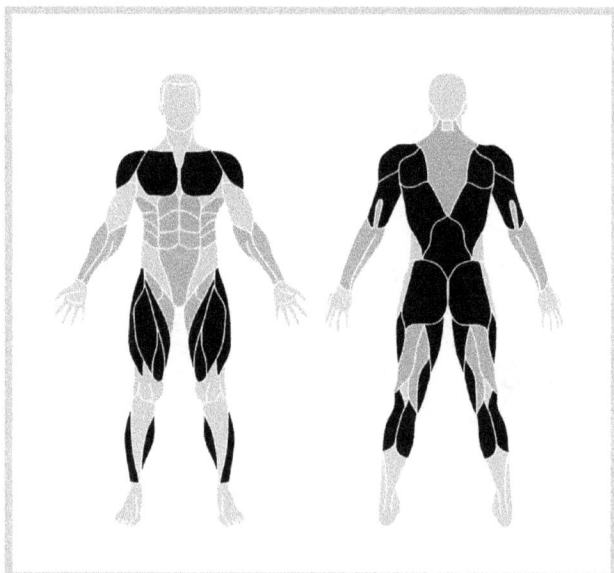

FREE FALL

DAREBEE HIIT WORKOUT
© darebee.com

Niveau I 3 sets
Niveau II 5 sets
Niveau III 7 sets
2 min de repos entre les sets

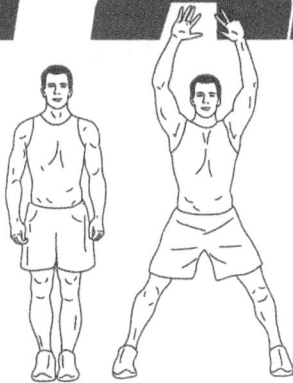

30sec jumping jacks   **30sec** burpees basiques   **30sec** cercles de bras

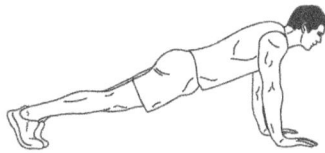

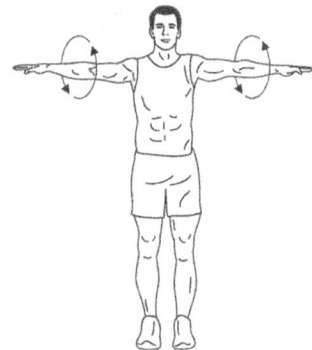

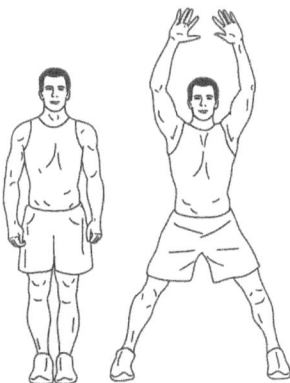

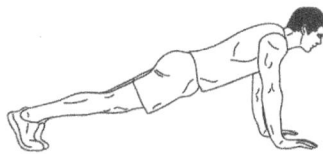

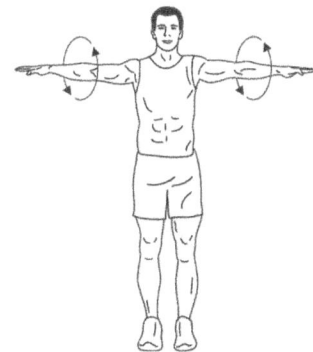

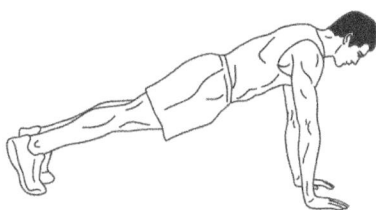

30sec jumping jacks   **30sec** burpees basiques   **30sec** cercles de bras

20sec pompe vers extension du dos   +   **10sec** extension du dos maintenue

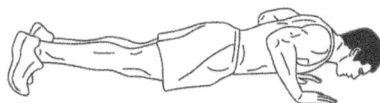

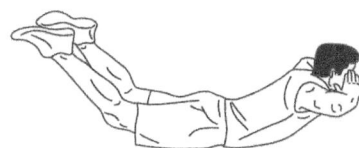

Fullbody Render

FullBody Render est un entraînement complet de niveau 4 qui vous aide à développer la force, l'équilibre, la coordination et l'endurance. Si vous diminuez le temps de repos à 1min dans le cadre du défi, vous aurez alors une charge supplémentaire à votre VO2Max. Faites-le chaque fois que vous voulez repousser les limites de votre performance et vous en ressentirez certainement les avantages dans une capacité physique accrue.

OBJECTIF : FORCE & TONIFICATION

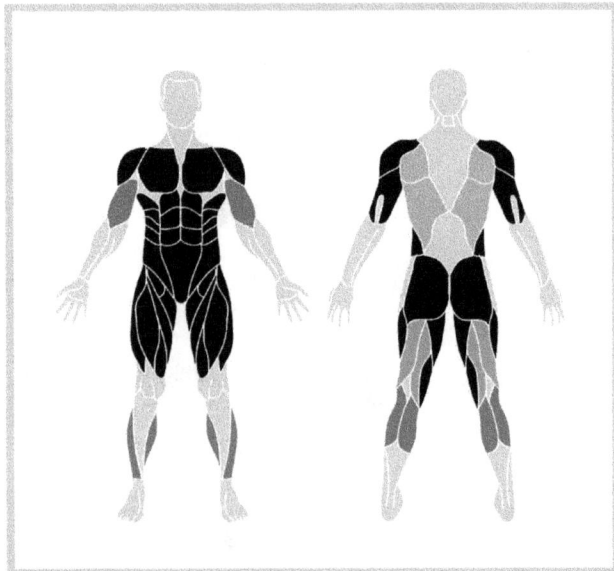

FULLBODY RENDER

DAREBEE WORKOUT © darebee.com

NIVEAU I 3 sets **NIVEAU II** 5 sets **NIVEAU III** 7 sets **REPOS** jusqu'à 2 min

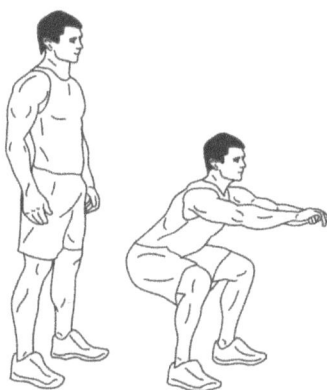

40 squats

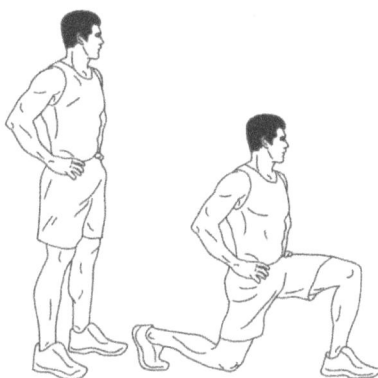

40 fentes

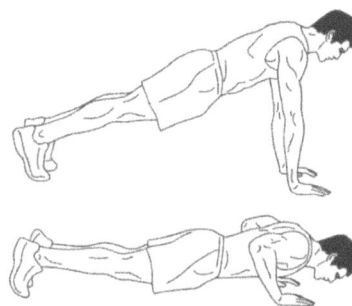

20 pompes

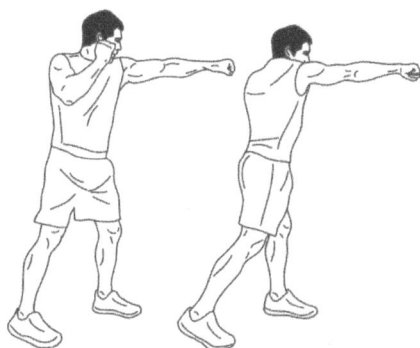

40 coups de poing

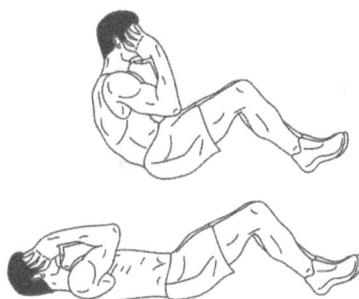

20 levées du buste

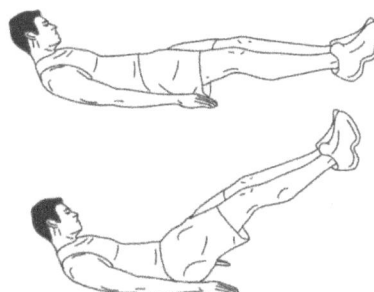

20 levées de jambes

52 Gambit

Si vous avez des jambes vraiment fortes et un core puissant, vous seriez capable de synchroniser vos muscles du haut et du bas du corps d'une manière qui transformerait totalement votre façon de bouger. Le Gambit est là pour vous assurer que le bas de votre corps et votre core sont travaillés d'une manière qui constitue la base de ce type de synchronisation.

OBJECTIF : FORCE & TONIFICATION

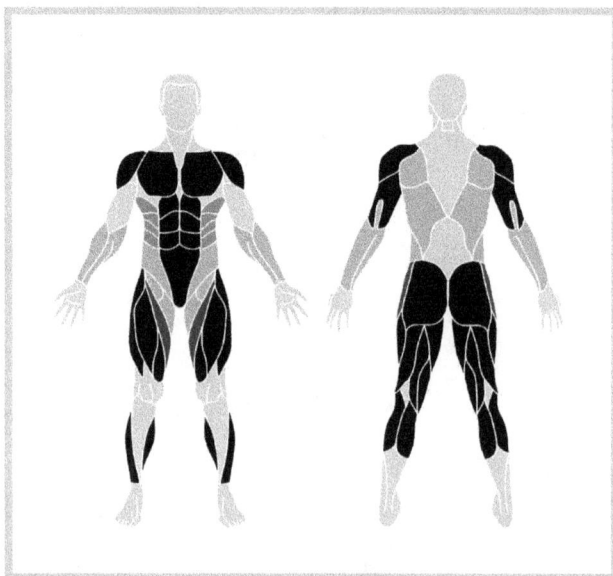

GAMBIT

DAREBEE WORKOUT © darebee.com

NIVEAU I 3 sets **NIVEAU II** 5 sets **NIVEAU III** 7 sets **REPOS** jusqu'à 2 min

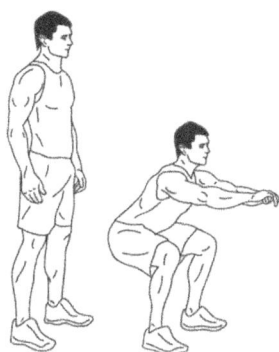
10 squats

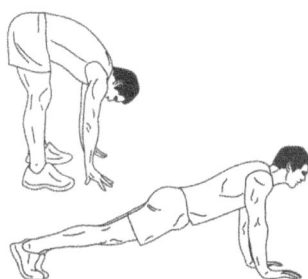
4 planche walk-out

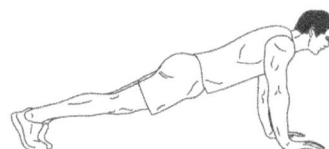
10-count planche maintenue

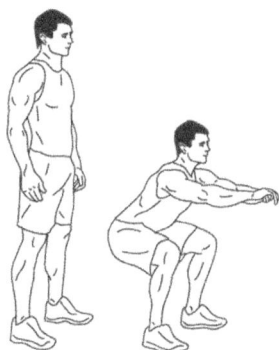
10 squats

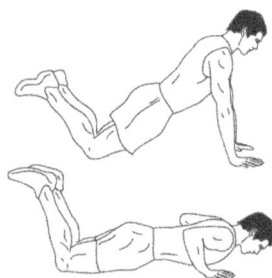
4 pompes

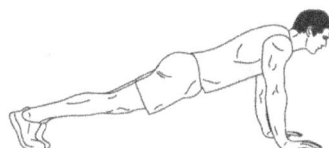
10-count planche maintenue

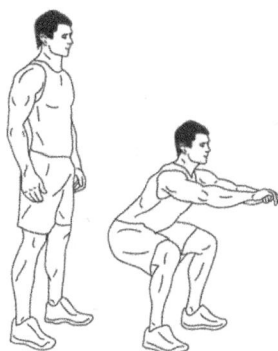
10 squats

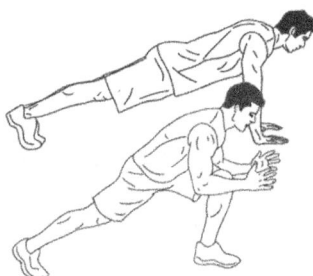
4 planches vers fentes

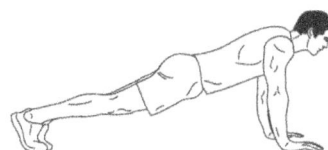
10-count planche maintenue

53 Heist

Certains entraînements sont choisis et certains entraînements vous choisissent. Si vous faites l'entraînement The Heist, vous verrez ce que cela signifie. Il y a un croisement de travail en anaérobie et aérobie, de mouvement musculaire concentrique et excentrique ainsi que de travail isométrique du core lorsque vous êtes déjà fatigué. Bien sûr, vous savez ce que vous avez besoin pour Heist, non? Grande vitesse, réactions splendides, endurance, force, concentration, un peu de capacité aérobie et un excellent temps de récupération. Entrez. Sortez. Qu'est-ce qui peut mal tourner?

OBJECTIF : BRULE-GRAISSE

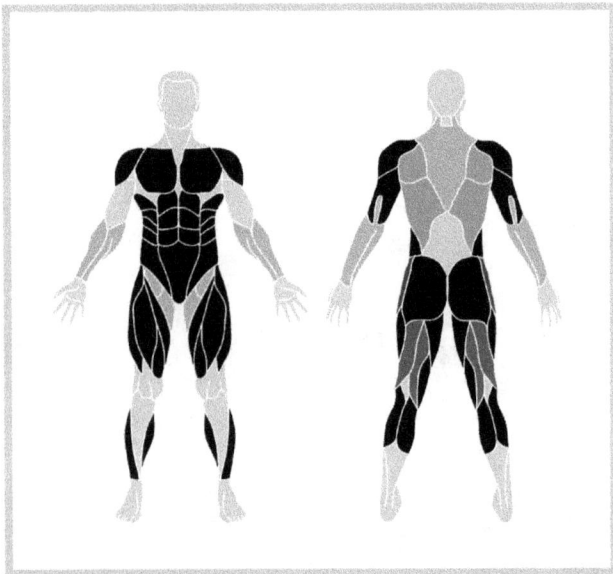

THE HEIST

DAREBEE WORKOUT
© darebee.com
NIVEAU I 3 sets
NIVEAU II 5 sets
NIVEAU III 7 sets
REPOS jusqu'à 2 min

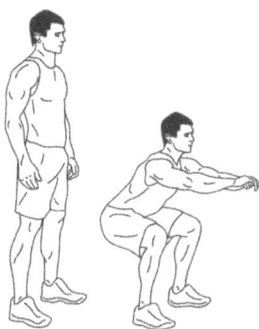

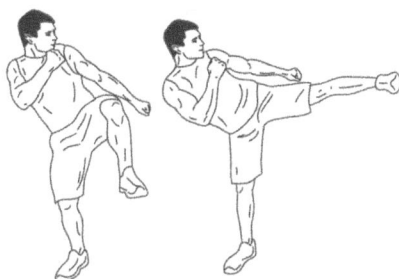

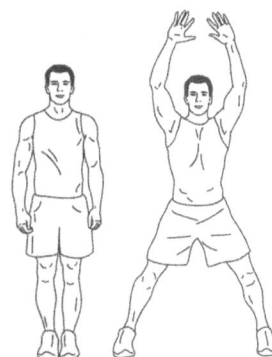

10combos: **1** squat + **2** double coups de jambe   **10** jumping jacks

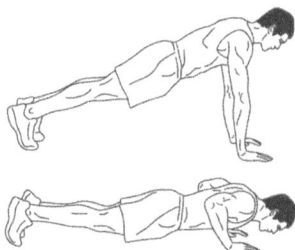

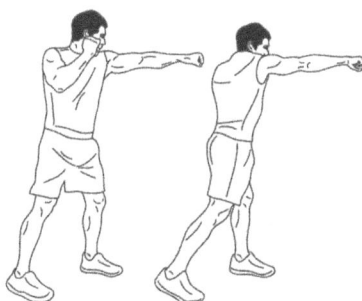

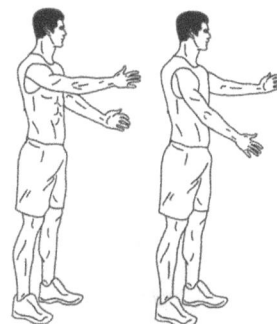

10combos: **1** pompe + **4** coups de poing   **10** coups de ciseaux

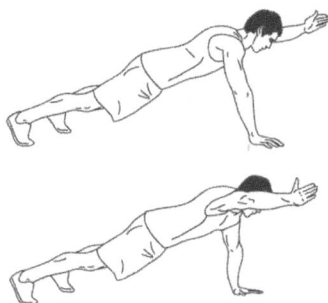

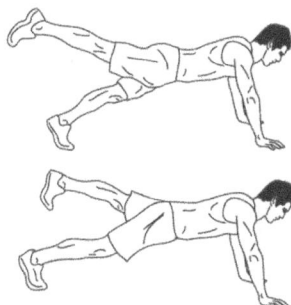

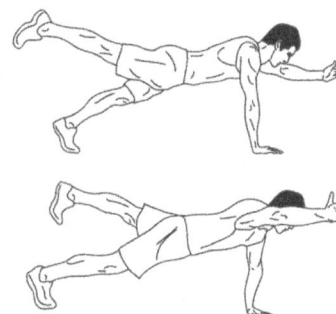

10 levées de bras   **10** levées de jambes   **10** levées de bras et jambe

54 Hell Diver

Hell Diver est un entraînement de haute intensité qui augmentera la température de votre corps et vous plongera dans la zone de transpiration dès le premier set. Amenez vos genoux au niveau de votre taille chaque fois que vous exécutez les Levées de genoux et balancez vos bras avec énergie comme si vous courez. Sautez aussi haut que possible dans les Burpees basiques pour faire travailler davantage vos quadriceps.

OBJECTIF : BRULE-GRAISSE

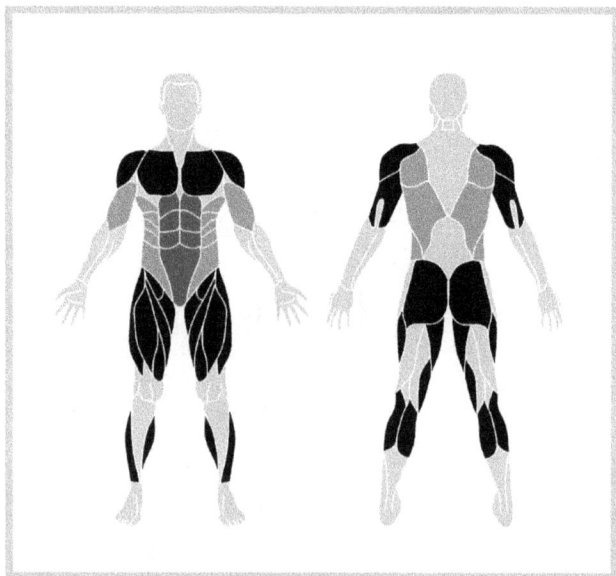

HELL DIVER

DAREBEE WORKOUT
© darebee.com

Niveau I 3 sets
Niveau II 5 sets
Niveau III 7 sets
2 minutes repos

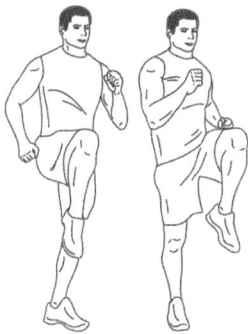

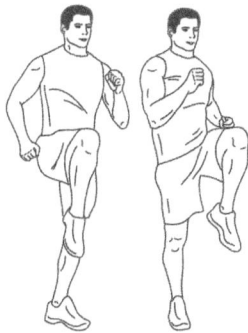

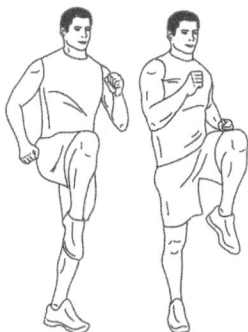

40 levées de genoux | **20** jumping jacks | **10** pompes

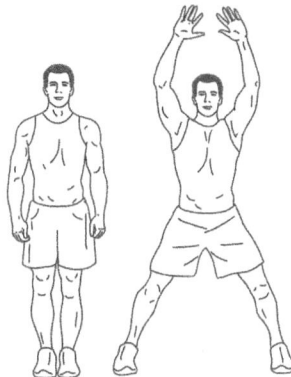

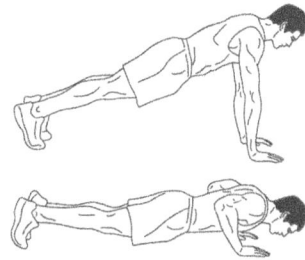

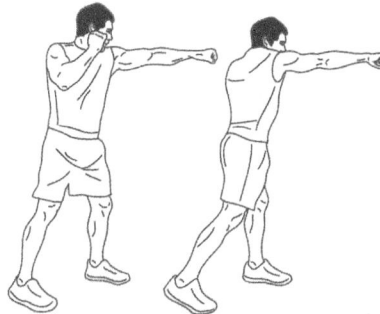

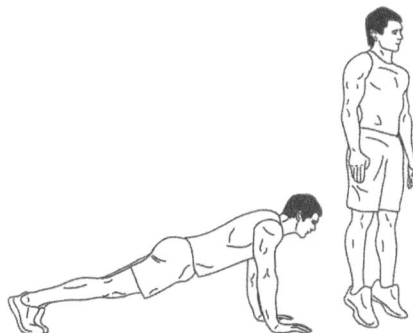

40 levées de genoux | **20** coups de poing | **10** pompes

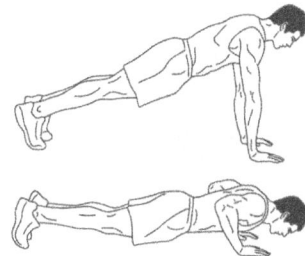

40 levées de genoux | **20** burpees basiques | **10** pompes

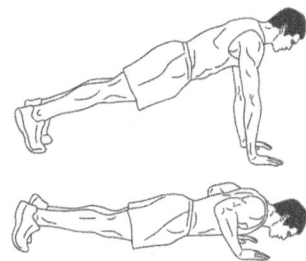

55 Hell Raider

Pour les jours où vous avez besoin d'un entraînement léger, rapide et énergisant, Hell Raider vous livre la marchandise. Il ne brûlera pas vos poumons, ne dessèchera pas votre corps ou ne fera pas hurler vos muscles, mais cela fera bouger votre corps, battre votre cœur et travailler vos poumons, ce qui est toujours une victoire.

OBJECTIF : BRULE-GRAISSE

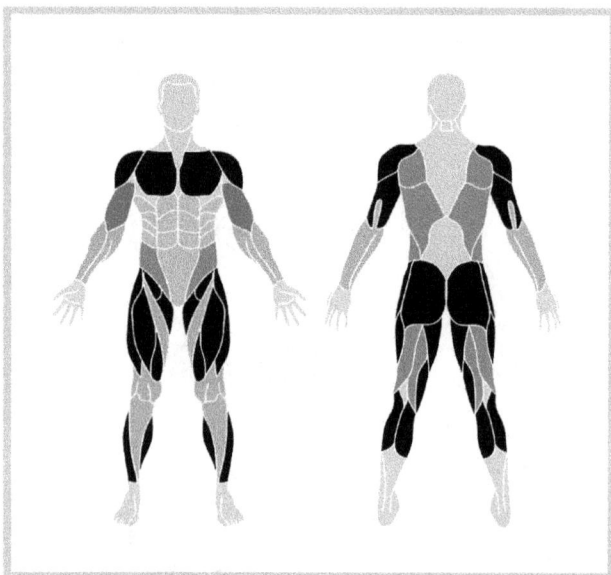

Hell Raider

"ONE HELL OF A RAID DAREBEE WORKOUT © darebee.com

NIVEAU I 3 sets **NIVEAU II** 5 sets **NIVEAU III** 7 sets **REPOS** jusqu'à 2 min

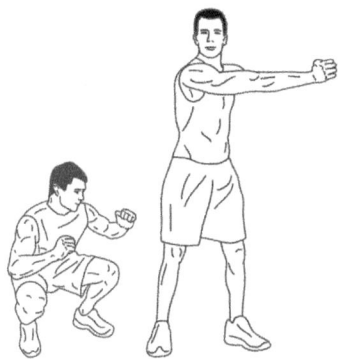

20 squat + torsion du buste

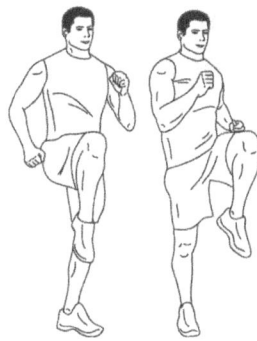

4combos: 10 levées de genoux + **2** sauts groupés

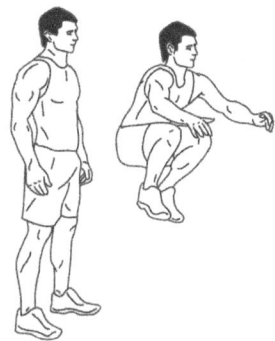

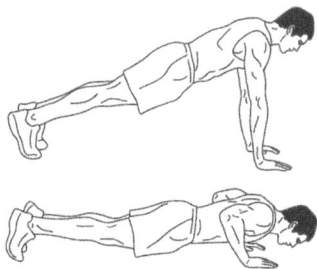

10 pompes

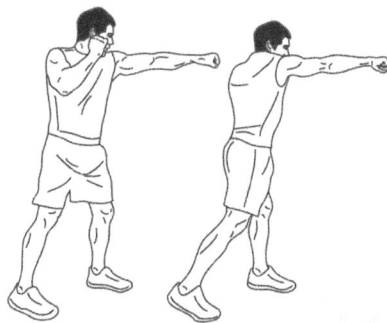

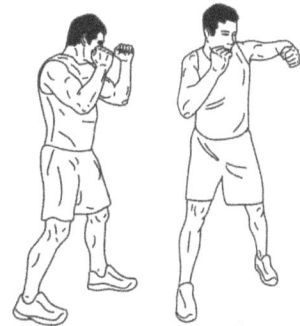

4combos: 10 coups de poing + **2** hooks

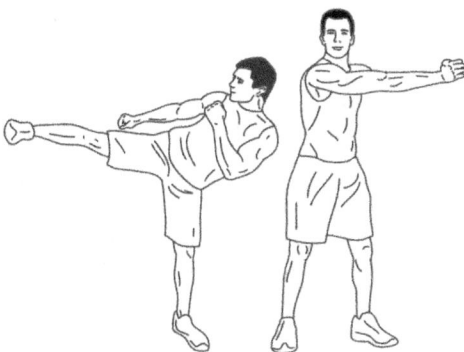

20 coup de jambe + torsion du buste

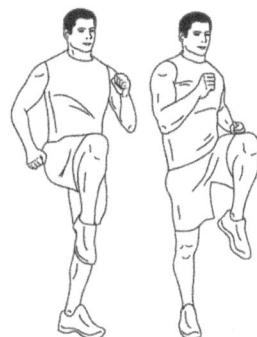

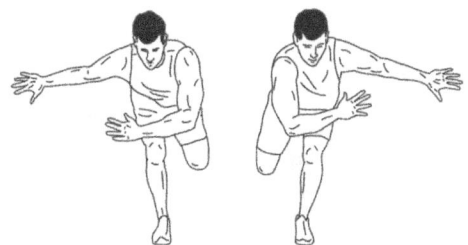

4combos: 10 levées de genoux + **2** sauts

56 Hightail

Hightail porte bien son nom avec de nombreux Pas de marche, des Levées de genoux, des Fentes sautées et des Sauts groupés. Malgré tout cela, il s'agit toujours d'un entraînement de niveau 3, ce qui signifie que les débutants peuvent toujours le faire, à condition qu'ils puissent faire un petit exercice à fort impact. Il est conçu pour vous amener dans la zone de transpiration dès le premier set et ensuite, oui, il va vous y capter totalement.

OBJECTIF : BRULE-GRAISSE

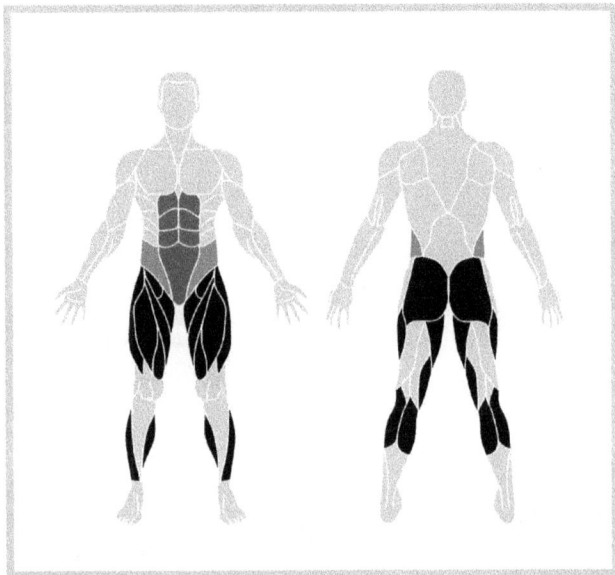

HIGHTAIL

DAREBEE WORKOUT © darebee.com

NIVEAU I 3 sets **NIVEAU II** 5 sets **NIVEAU III** 7 sets **REPOS** jusqu'à 2 min

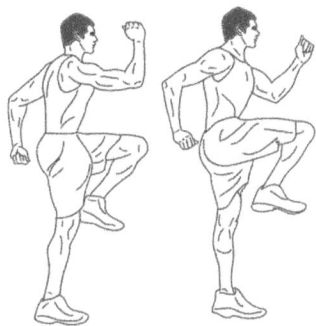

20 pas de marche

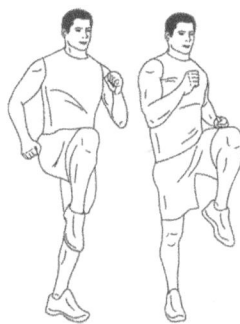

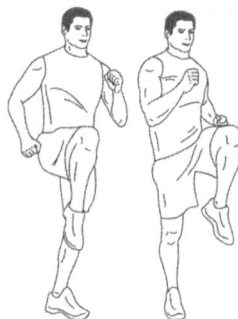

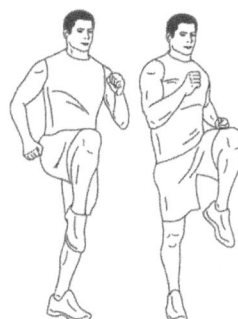

20 levées de genoux

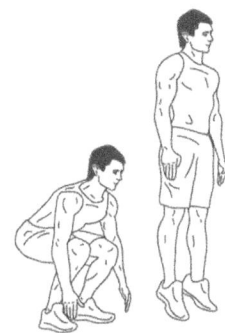

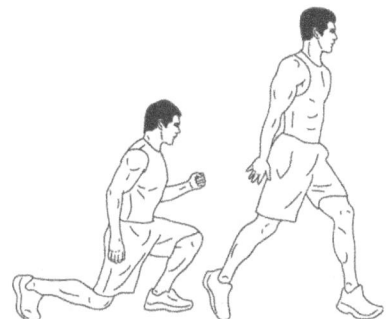

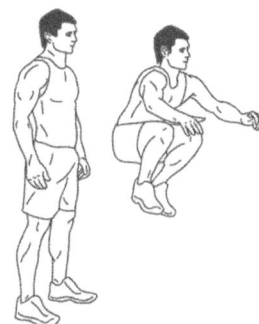

2 squats sautés

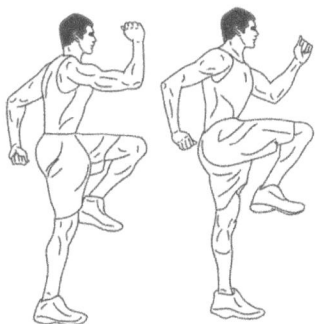

20 pas de marche

20 levées de genoux

2 fentes sautées

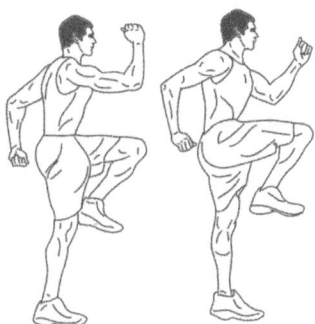

20 pas de marche

20 levées de genoux

2 sauts groupés

57 Hunter

Si vous deviez chercher votre nourriture, vous dépasseriez toutes les limites et surmonteriez tous les obstacles pour attraper votre prochain repas. Hunter est un entraînement qui fera travailler vos muscles dur. Ce n'est pas très lourd en aérobie mais cela demande beaucoup à vos muscles. Effectuez chaque exercice lentement, en vous concentrant sur la forme et l'exécution parfaite. Gardez vos poings à hauteur du menton à tout moment, votre corps droit et faites les pompes et fentes très profondes.

OBJECTIF : FORCE & TONIFICATION

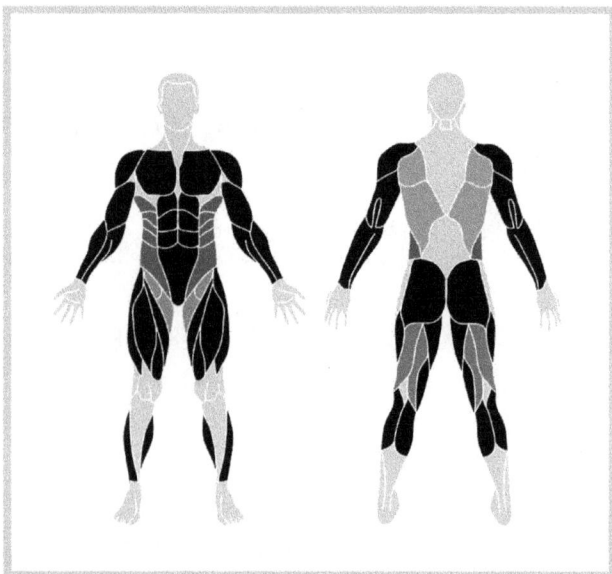

HUNTER

DAREBEE WORKOUT © darebee.com

NIVEAU I 3 sets **NIVEAU II** 5 sets **NIVEAU III** 7 sets **REPOS** jusqu'à 2 min

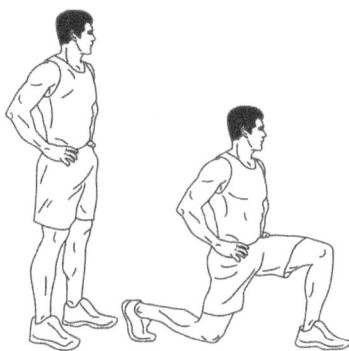

10 fentes

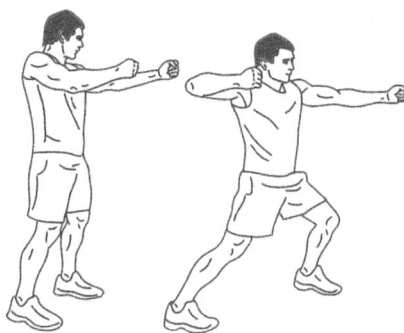

20 fentes archer

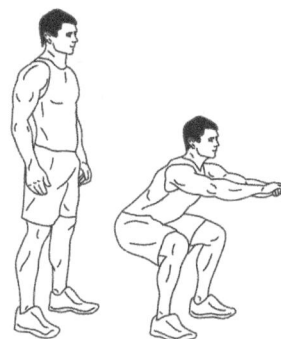

20 squats

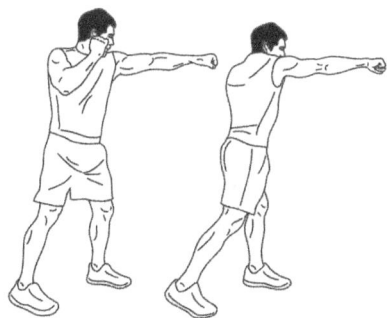

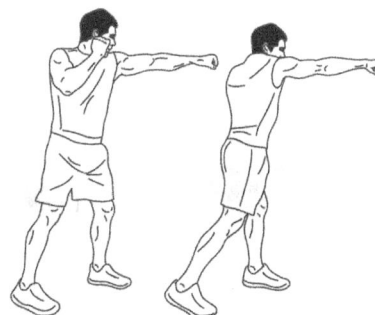

40 coups de poing

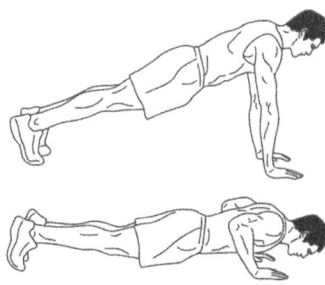

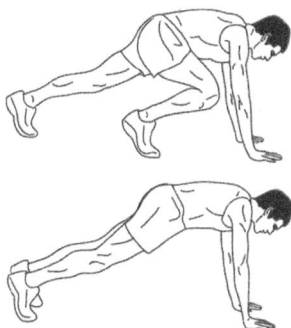

10 pompes

40 coups de poing

10 grimpeurs

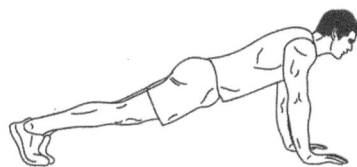

20-count planche

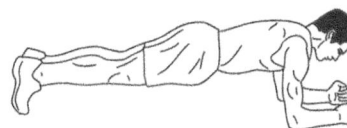

20-count planche

58 Huntsman

La force du haut du corps nécessite un bon core, des pectoraux en acier et un bas du dos solide. L'entraînement Huntsman vous emmène à travers une variété de pompes, qui nécessitent la coordination de tout le corps, en vous aidant à développer une plus grande puissance globale. Inspirez en descendant, expirez en montant et n'oubliez pas de garder toujours votre corps parfaitement droit.

OBJECTIF : FORCE & TONIFICATION

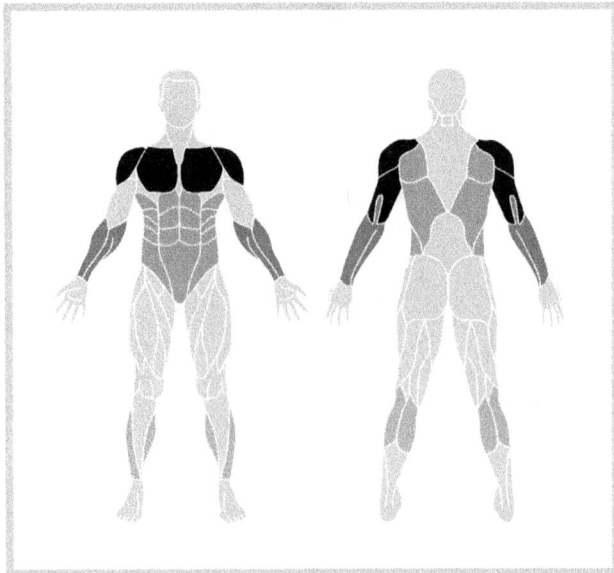

HUNTSMAN

DAREBEE WORKOUT © darebee.com

NIVEAU I 2 reps **NIVEAU II** 4 reps **NIVEAU III** 6 reps chacun
NIVEAU I 3 sets **NIVEAU II** 4 sets **NIVEAU III** 5 sets **REPOS** jusqu'à 2 min

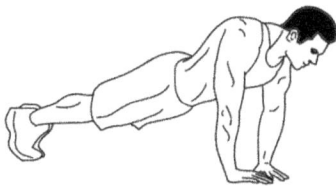

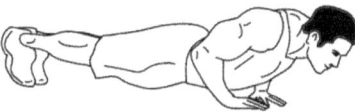

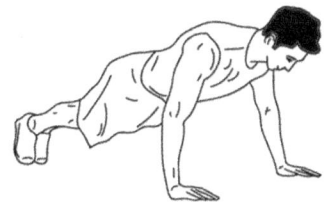

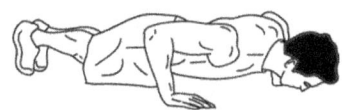

pompes prise serrée   pompes classiques   pompes prise large

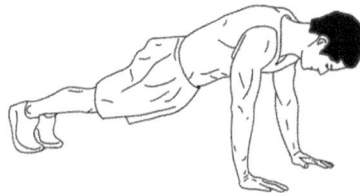

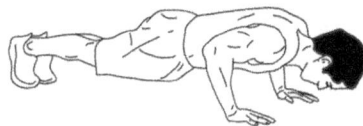

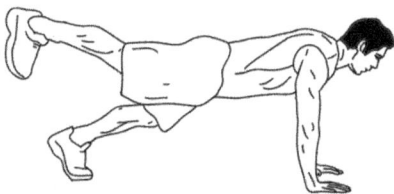

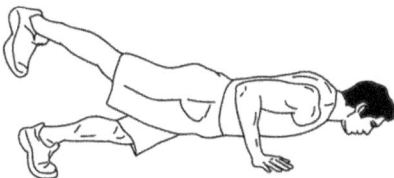

pompes jambe levée   pompes mains décalées   pompes pieds croisés

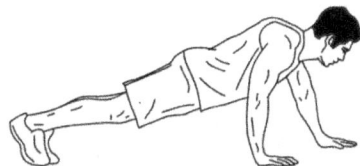

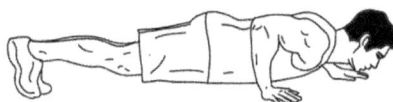

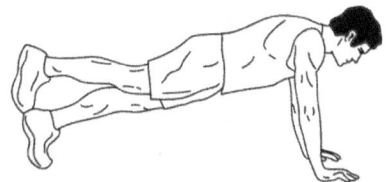

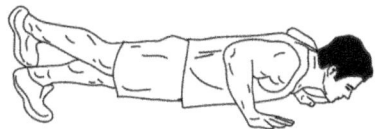

59 Inferno

Inferno est un entraînement par intervalles à haute intensité de niveau 4 (HIIT). Il fait travailler dur tout le corps et maintient le rythme pendant toute la durée de l'entraînement. Assurez-vous que les Levées de genoux sont effectuées en amenant les genoux à hauteur de taille et gardez votre corps droit. Vos bras doivent balancer avec énergie pendant que vous les faites. Il s'agit d'un entraînement très fort et qui fait transpirer beaucoup, alors soyez prêt à en ressentir les effets.

OBJECTIF : BRULE-GRAISSE, HIIT

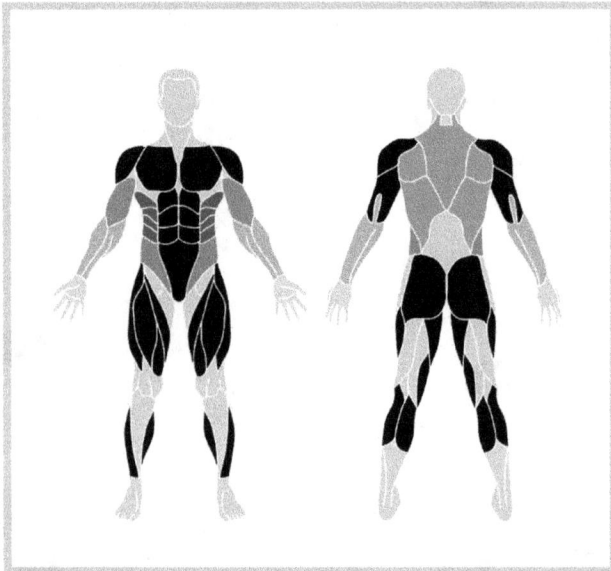

Inferno

DAREBEE HIIT WORKOUT © darebee.com

Niveau I 3 sets **Niveau II** 5 sets **Niveau III** 7 sets **REPOS** jusqu'à 2 min

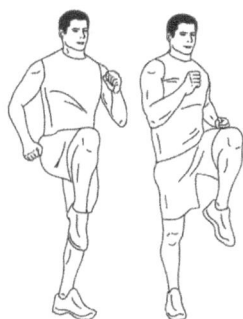

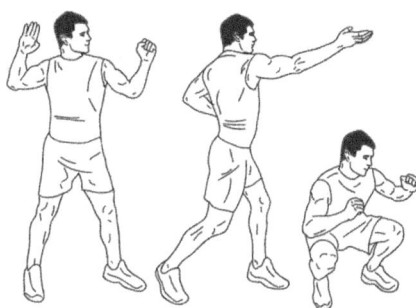

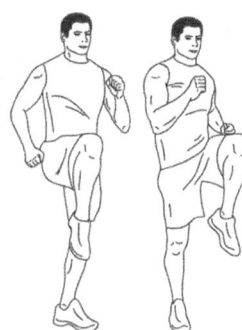

20sec levées de genoux **20sec** "coup de couteau" + squat **20sec** levées de genoux

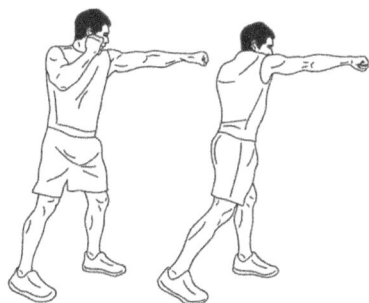

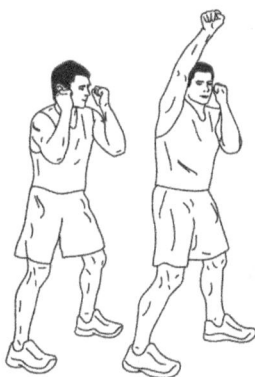

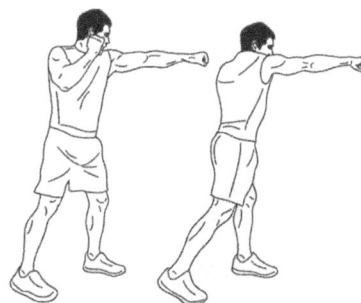

20sec coups de poing **20sec** coups de poing **20sec** coups de poing

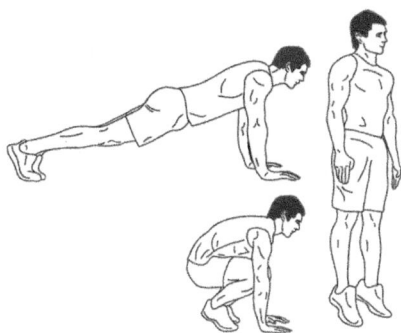

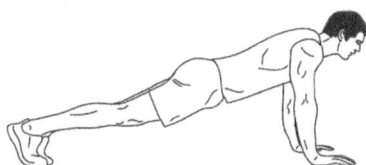

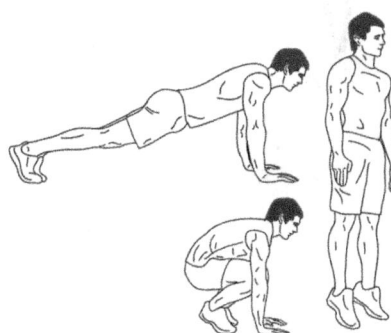

20sec burpees basiques **20sec** planche maintenue **20sec** burpees basiques

60 Initiation

L'initiation est un entraînement pour tout le corps qui recrute tous les principaux groupes musculaires. Au début tout est léger et facile, mais la charge sur les muscles commence bientôt à s'accumuler et vous devez faire des efforts pour continuer à suivre le rythme. Il s'agit d'un entraînement de niveau 3, il convient donc à tout le monde. C'est parfait pour tous ceux qui se remettent à l'entraînement après un arrêt ou ceux qui recherchent un entraînement qui fait tout simplement tout.

OBJECTIF : FORCE & TONIFICATION

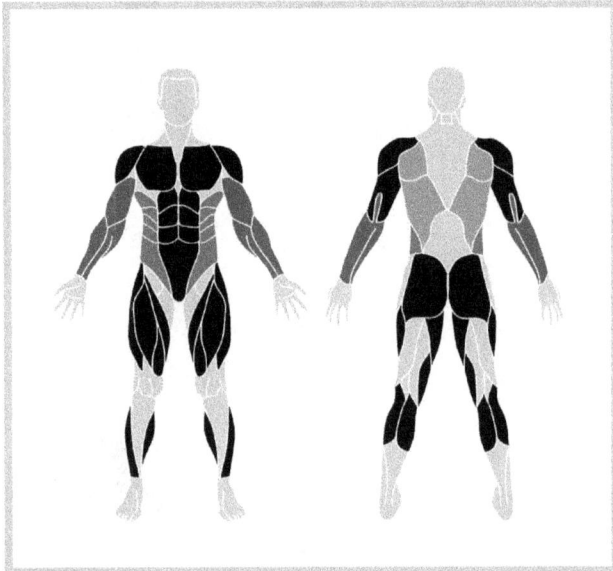

INITIATION

DAREBEE WORKOUT © darebee.com

NIVEAU I 3 sets **NIVEAU II** 5 sets **NIVEAU III** 7 sets **REPOS** jusqu'à 2 min

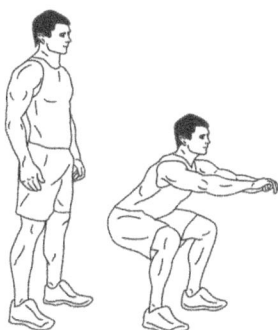

10 squats

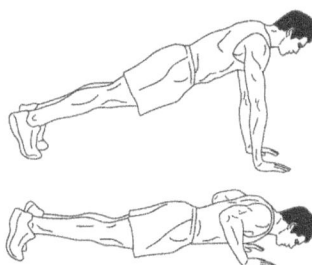

2 pompes

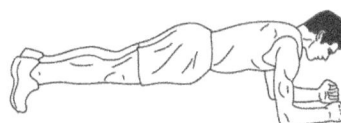

10-count planche

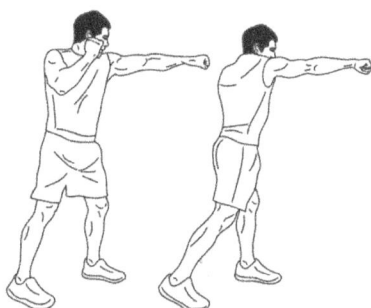

10 coups de poing

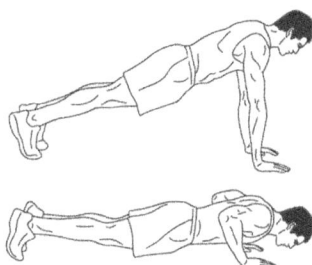

2 pompes

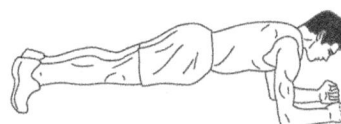

10-count planche

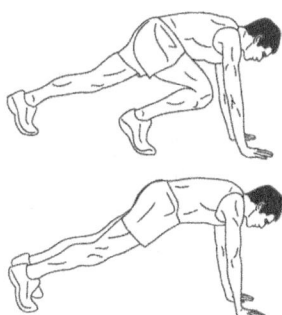

10 grimpeurs

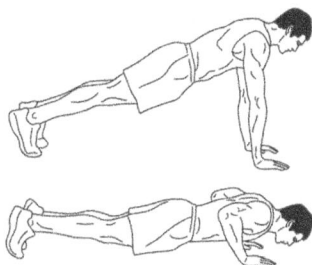

2 pompes

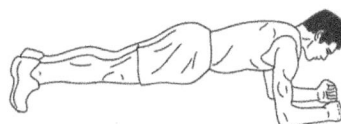

10-count planche

61 Iron Bar

Reliant les muscles aux os, les tendons sont indispensables aux mouvements. Ils nécessitent beaucoup de travail pour devenir forts, mais conservent la force acquise pendant de longues périodes d'inactivité s'ils le doivent. Des tendons puissants signifient des muscles forts et stables. L'entraînement Iron Bar est là pour vous aider à augmenter la stabilité, la vitesse, l'explosivité et la coordination. Il offre, en bref, un meilleur contrôle du corps.

OBJECTIF : STRETCHING

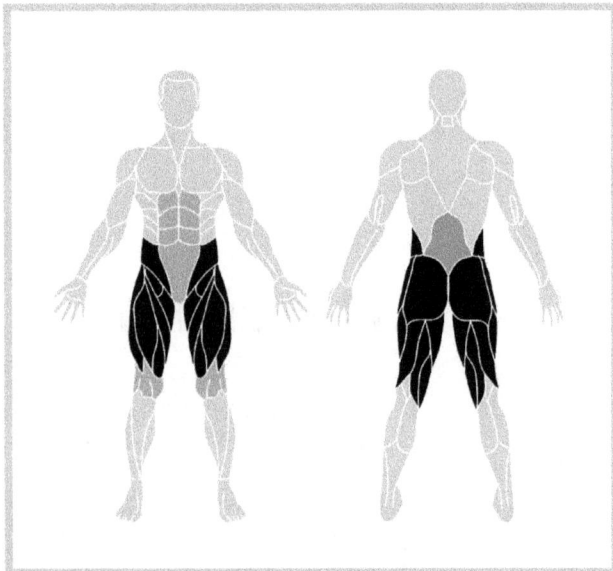

iron bar

Changez de jambe après chaque séquence et répétez. Gardez votre jambe hors sol tout au long de la séquence. C'est un post-entraînement parfait.

SEQUENCE 1

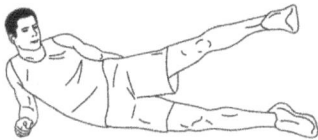

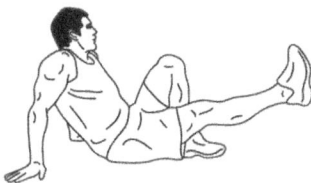

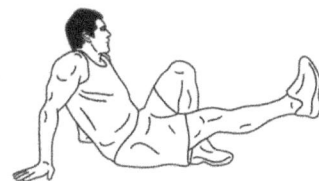

15-count maintien

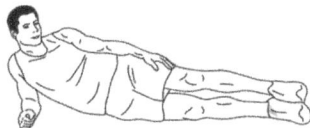

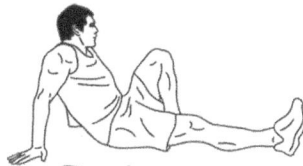

15 levées de jambe

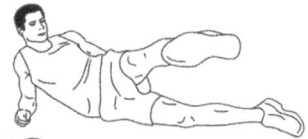

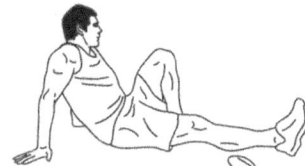

15 balayages jambe

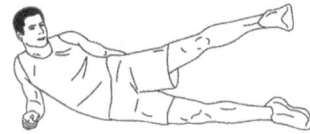

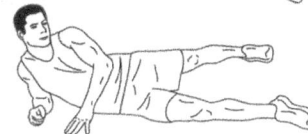

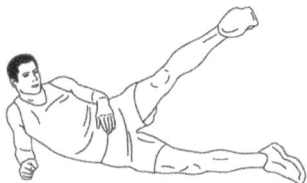

15 coups rapides

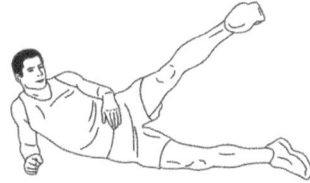

15 coups lents

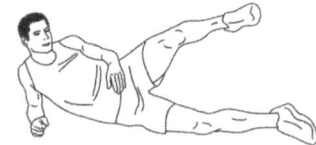

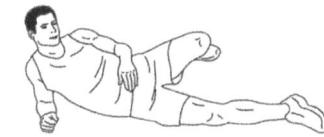

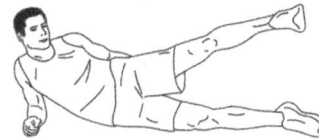

15-count maintien

SEQUENCE 2

15-count maintien

15 levées de jambe

15 levées hautes de jambe

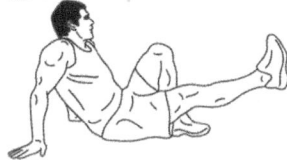

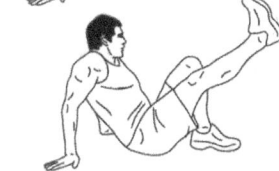

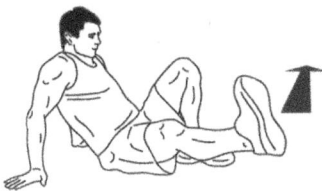

15 balanciers gauche-droite

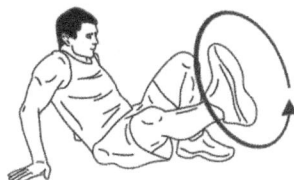

15 cercles

15-count maintien

62   Iron Claw

Libérez le tigre en vous et faites travailler le haut de votre corps avec la séance d'entraînement Iron Claw. La base de la paume est l'une des rares armes naturelles dont nous disposons. Naturellement dur avec très peu de terminaisons nerveuses, il peut prendre (ou délivrer) un coup sans risquer d'endommager une partie de celui-ci. Apprendre à l'utiliser correctement vous rend soudainement armé et dangereux simplement parce que vous avez deux bras et qu'ils ont des mains qui ont des paumes.

OBJECTIF : FORCE & TONIFICATION

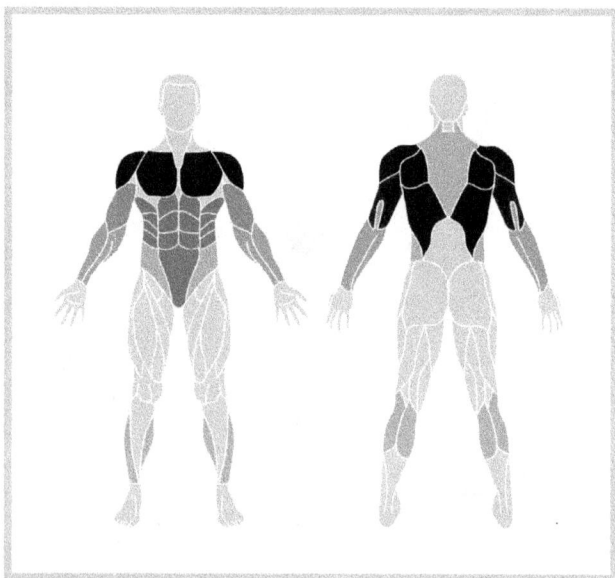

IronClaw

DAREBEE WORKOUT © darebee.com

NIVEAU I 3 sets **NIVEAU II** 4 sets **NIVEAU III** 5 sets **REPOS** jusqu'à 2 min

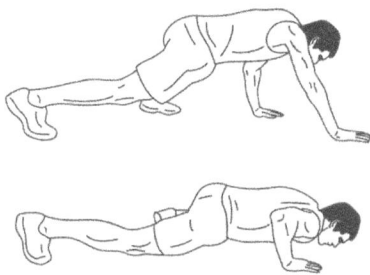

10 pompes Dragon

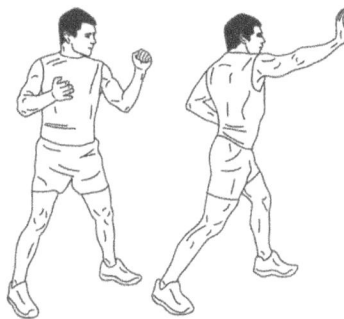

10 coups de paume

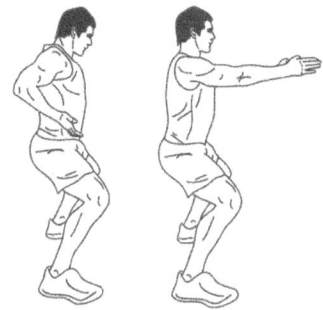

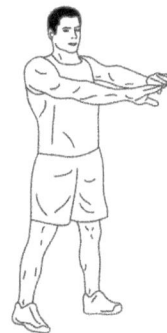

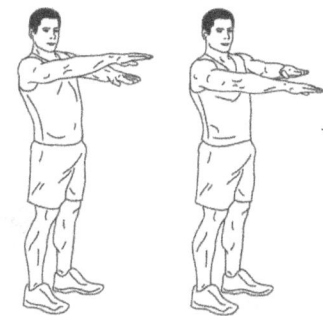

10 squat hold rows

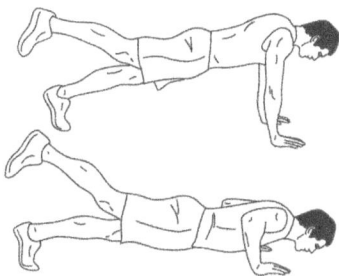

10 pompes jambe levée

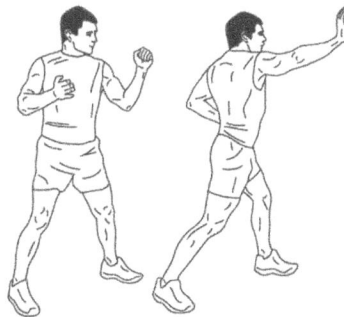

10 coups de paume

20-count mains serrées

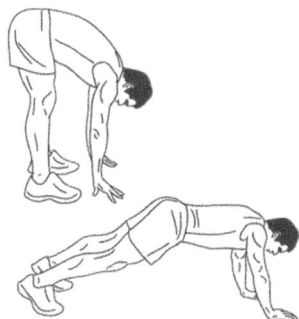

10 planche walk-outs

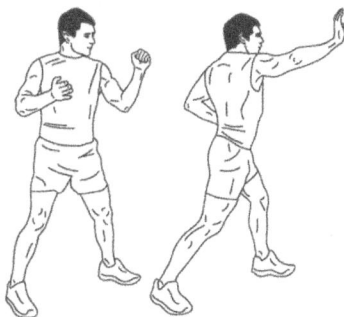

10 coups de paume

20 ciseaux

Iron Fist

Aiguisez vos compétences de combat, transformez votre corps en un instrument finement réglé et découvrez le pouvoir de l'avoir sous votre contrôle avec l'entraînement Iron Fist. En utilisant une combinaison de coups de pied et de coups de poing, il aide à développer la vitesse, la puissance, la coordination et la stabilité. Diminuez le temps de repos à 1 min et vous commencerez également à pousser votre capacité VO2Max.

OBJECTIF : FORCE & TONIFICATION

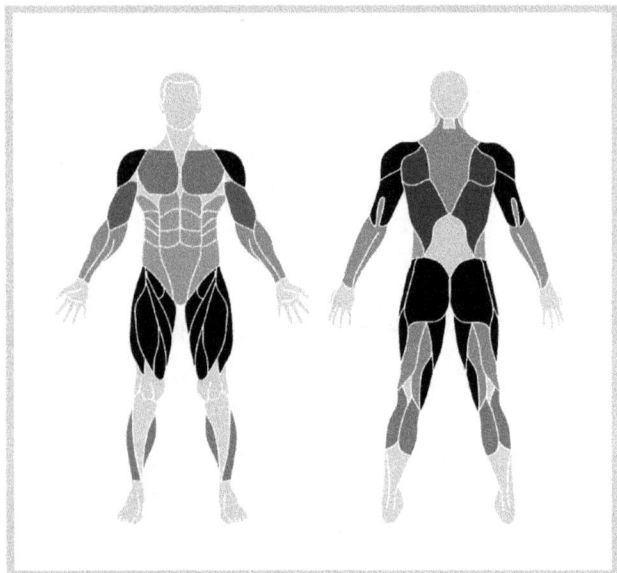

IRON FIST

Niveau I 3 sets **Niveau II** 5 sets **Niveau III** 7 sets **REPOS** jusqu'à 2 min

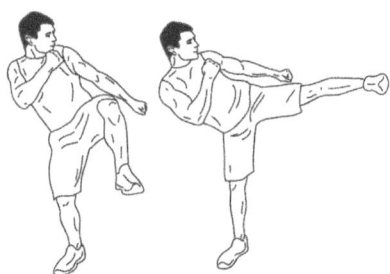

20 coups de pied

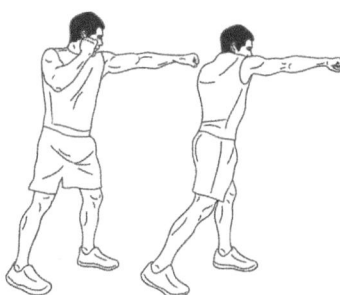

20 jab + cross

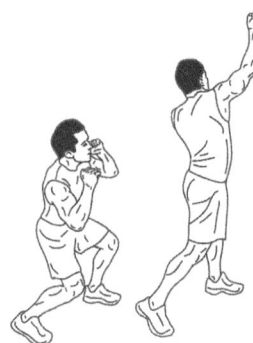

20 uppercuts

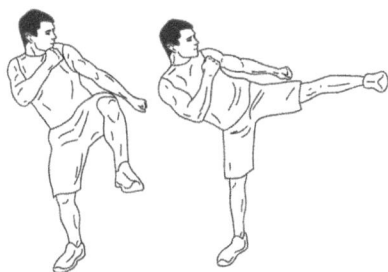

20 coups de pied

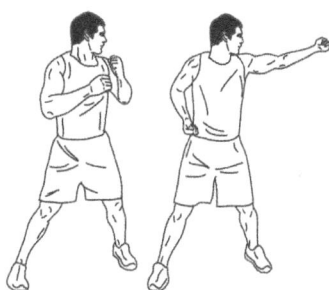

20 backfists

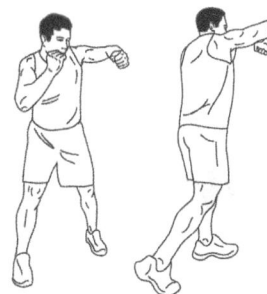

20 hooks

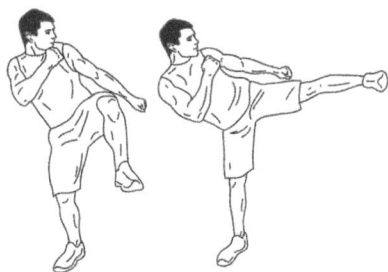

20 coups de pied

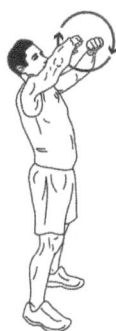

20 cercles de poing rapides

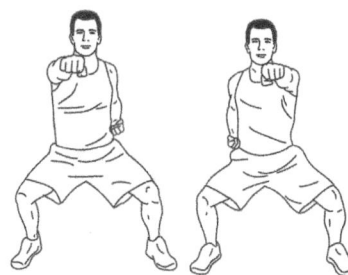

100 coups de poing en squat

64 Iron Maiden

Iron Maiden est un entraînement de force et d'endurance pour tout le corps qui vous fera entrer dans la zone de transpiration quelques minutes après le début. Il est idéal pour mieux contrôler votre corps, activer les groupes musculaires et gagner plus de puissance dans vos performances physiques. Si vous recherchez un entraînement qui mettra au défi votre force, votre endurance et votre coordination, c'est celui-ci.

OBJECTIF : FORCE & TONIFICATION

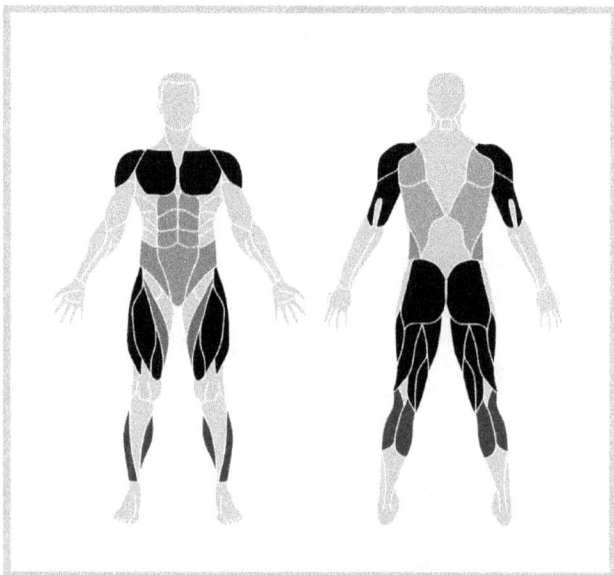

IRON MAIDEN

DAREBEE WORKOUT © darebee.com

NIVEAU I 3 sets **NIVEAU II** 4 sets **NIVEAU III** 5 sets **REPOS** jusqu'à 2 min

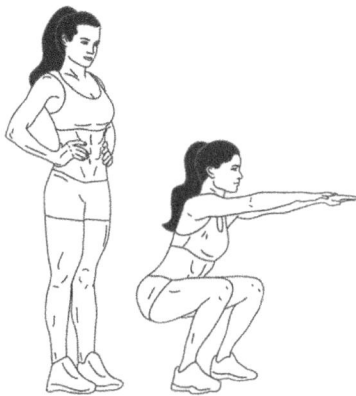

20 squats

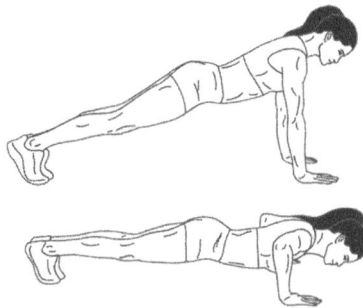

4 pompes

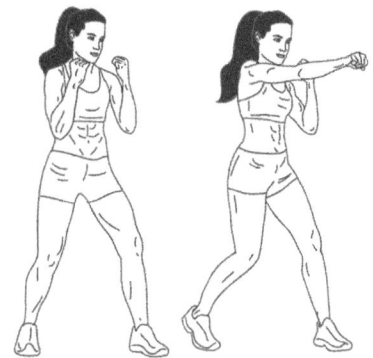

20 coups de poing

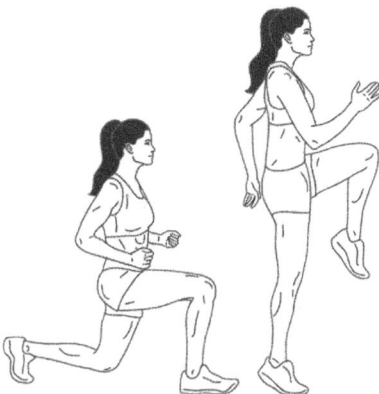

20 step-up fentes

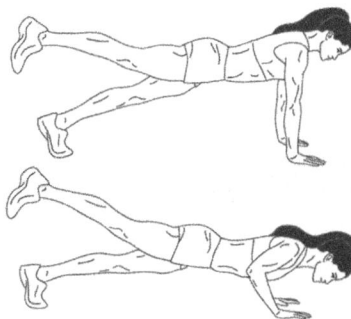

4 pompes jambe levée

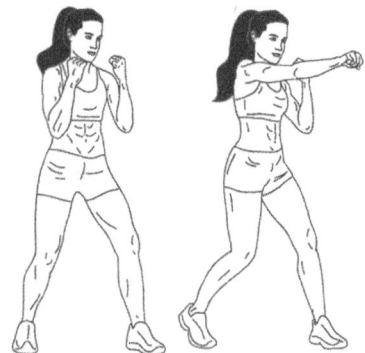

20 coups de poing

65 Kamikaze

Parfois, la simplicité d'un entraînement est directement proportionnelle à son niveau de difficulté et l'entraînement Kamikaze confirme la règle. Cinq exercices simples en séquence poussent vos muscles à la limite, engageant des groupes musculaires supplémentaires pour aider à compenser la charge toujours croissante exercée. Le résultat est un entraînement de difficulté de niveau 5 qui vous aidera à devenir fort ... très, très fort.

OBJECTIF : FORCE & TONIFICATION

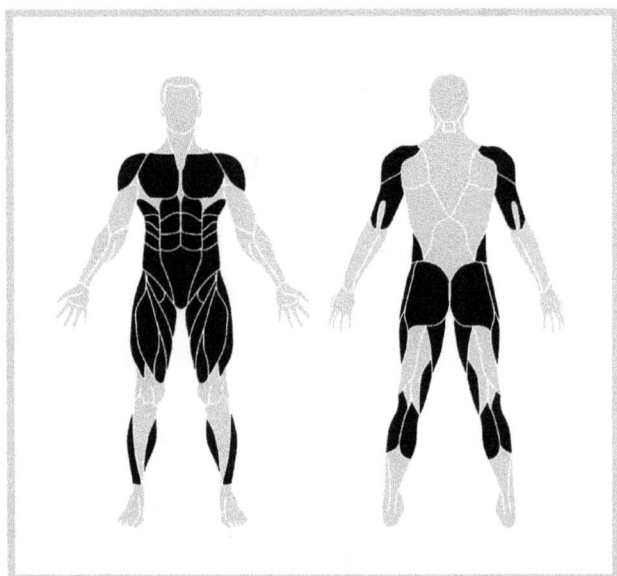

KAMIKAZE

DAREBEE WORKOUT © darebee.com

NIVEAU I 3 sets **NIVEAU II** 4 sets **NIVEAU III** 5 sets

2 minutes de repos entre les sets

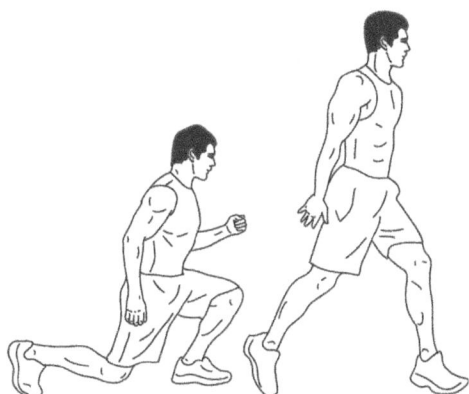

30 fentes sautées

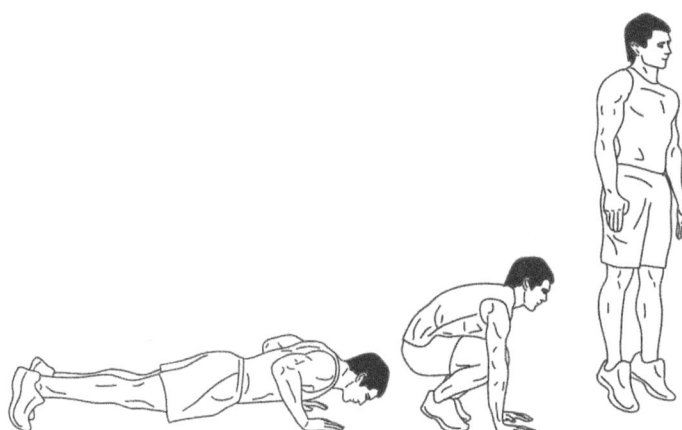

30 burpees

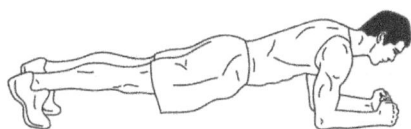

1min planche sur les coudes

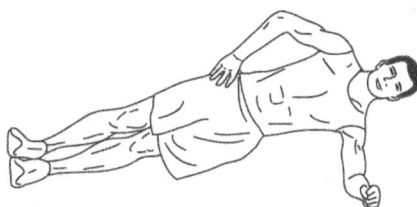

1min planche latérale

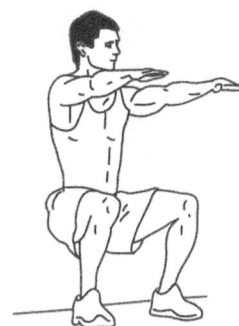

1min chaise

66 King of the Hill

King of the Hill est le type d'entraînement où vous allez défier les principaux groupes musculaires en développant la force, la puissance et la stabilité. Il y a ici une partie importante d'entraînement du core qui sera vraiment bénéfique pour vos performances dans d'autres sports. Ce n'est pas un entraînement trop exigeant du point de vue de la capacité aérobie, mais vous ressentirez certainement l'effet en ce qui concerne votre force musculaire.

OBJECTIF : FORCE & TONIFICATION

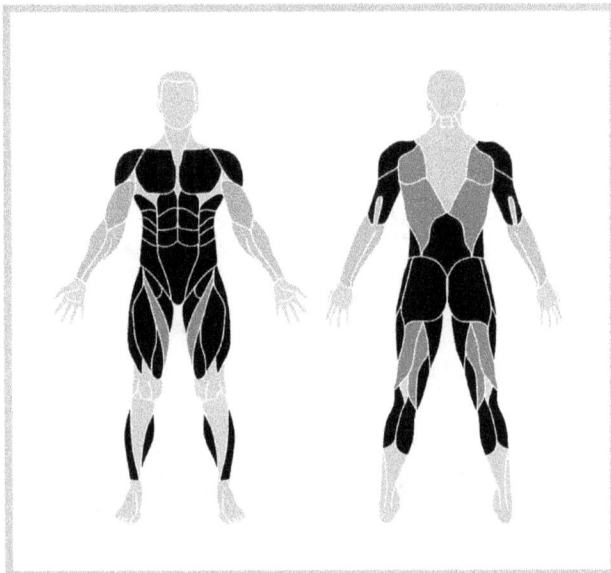

KING OF THE HILL

DAREBEE WORKOUT
© darebee.com
NIVEAU I 3 sets
NIVEAU II 5 sets
NIVEAU III 7 sets
REPOS jusqu'à 2 min

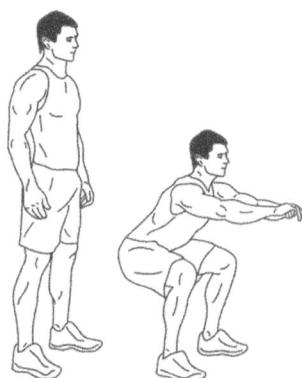

20 squats

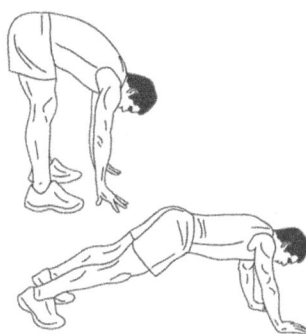

5 planche walk-outs

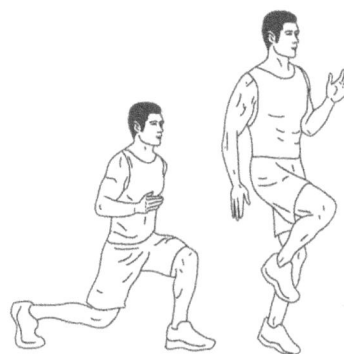

20 fente step-ups

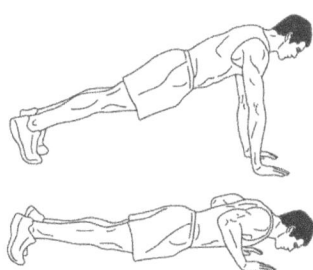

5 pompes

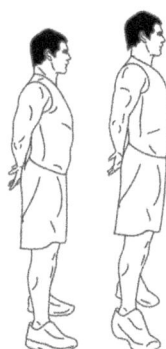

20 levées de talons

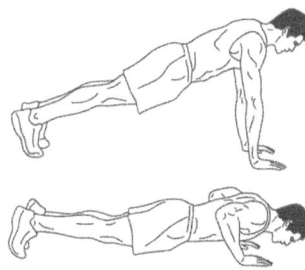

5 pompes

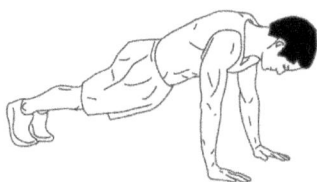

20-count planche

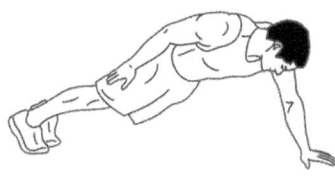

20-count planche
sur un bras

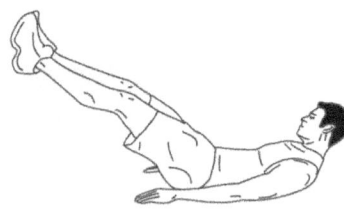

20-count levée de jambes
maintenue

67 Kitsune

Et si votre corps ne pesait presque rien et que la gravité pouvait être vaincue? L'entraînement Kitsune vous aide à apprendre à maitriser votre corps totalement. Sa combinaison de mouvements de combat, de sauts groupés, de fentes, de flexions de jambes et de fentes sautées aide vos muscles à développer le type de résistance à la fatigue qui vous rend heureux de vivre à l'intérieur de votre corps.

OBJECTIF : BRULE-GRAISSE

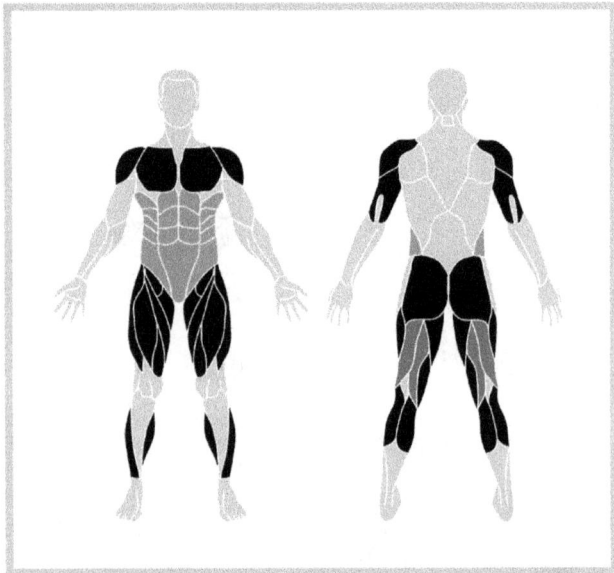

kitsune

DAREBEE WORKOUT © darebee.com

NIVEAU I 3 sets **NIVEAU II** 5 sets **NIVEAU III** 7 sets **REPOS** jusqu'à 2 min

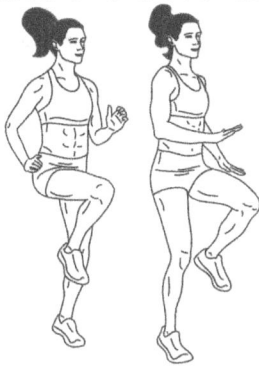

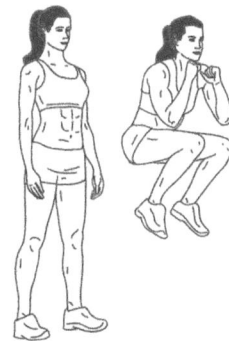

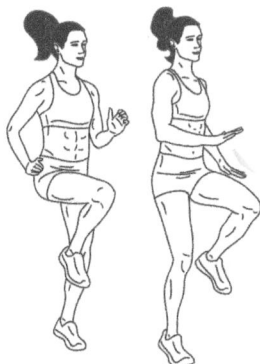

20 levées de genoux   **20** squats   **4** sauts groupés

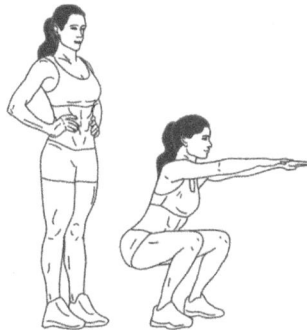

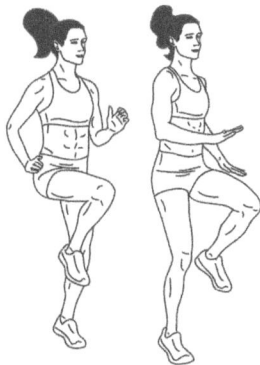

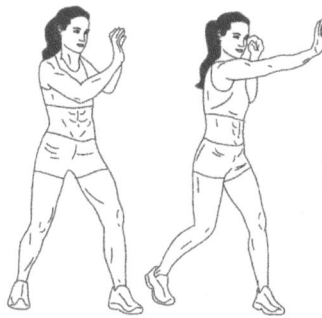

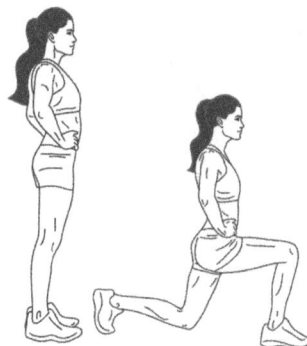

20 levées de genoux   **20** coups de paume   **4** pompes

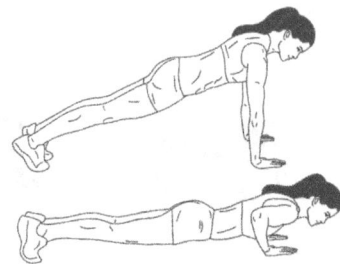

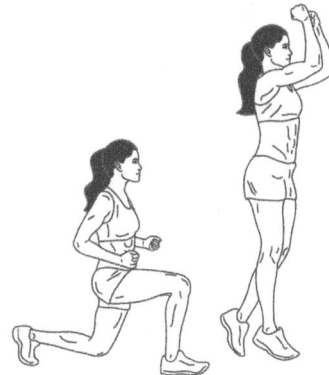

20 levées de genoux   **20** fentes   **4** fentes sautées

68 Knockout

Le travail du haut du corps ne nécessite pas toujours de tractions et de pompes, ni de poids. Une approche dynamique qui utilise des mouvements de boxe dans le vide et des techniques d'arts martiaux précises pousse les muscles à travailler de manière concentrique et excentrique, augmentant la puissance et la vitesse effectives. Ne vous épargnez pas, l'entraînement Knockout est là pour vous aider.

OBJECTIF : FORCE & TONIFICATION, COMBAT

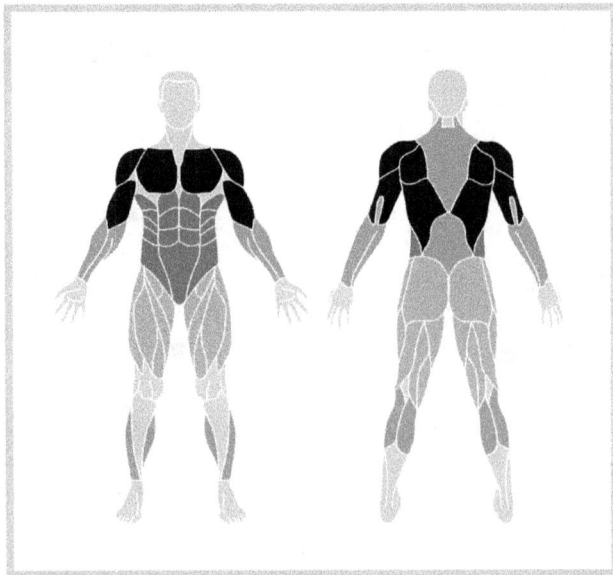

KNOCKOUT

DAREBEE WORKOUT © darebee.com

NIVEAU I 3 sets **NIVEAU II** 5 sets **NIVEAU III** 7 sets **REPOS** jusqu'à 2 min

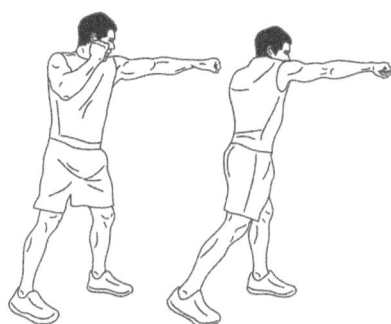

40 jab + cross

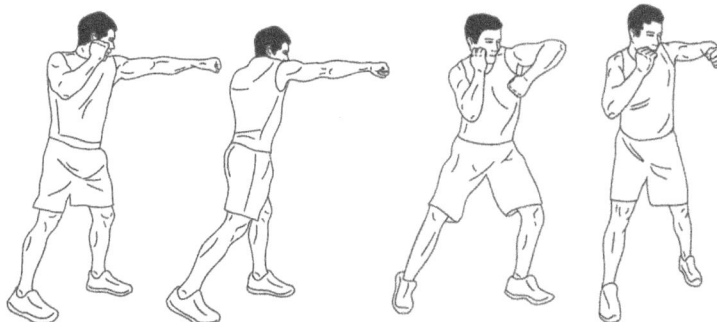

20combos jab + cross + coup de coude + hook

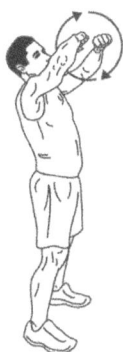

40 cercles rapides

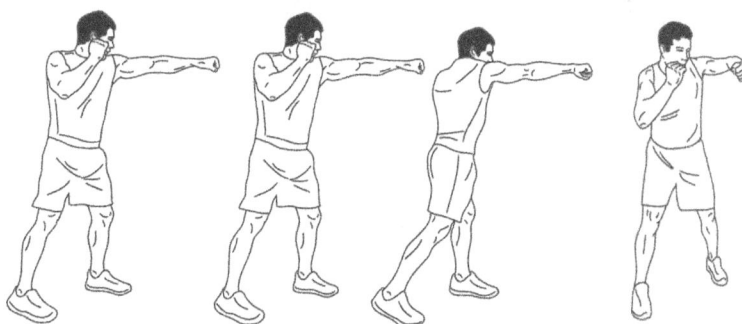

20combos jab + jab + cross + hook

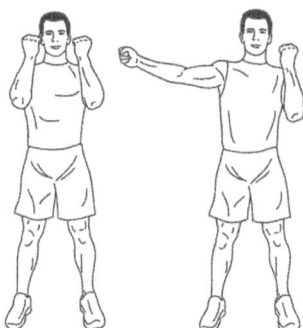

40 coups de poing

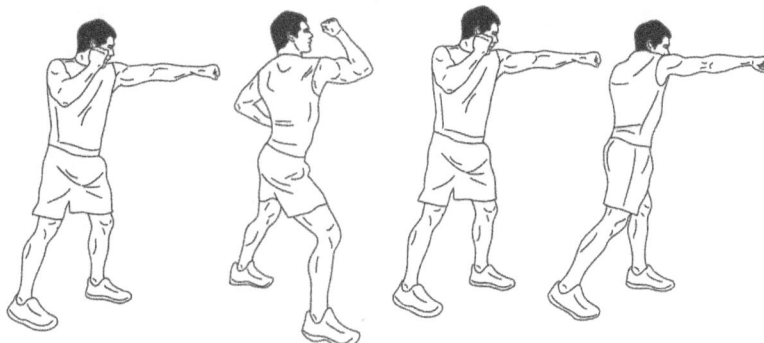

20combos jab + coup de coude + jab + cross

69   Kraken

Lorsque vous relâchez le Kraken*, vous devez être prêt à en ressentir chaque instant et l'entraînement Kraken vous permet d'être gentil avec vous-même en emmenant votre corps à travers une session qui engage chaque groupe musculaire majeur. Il s'agit d'un entraînement dur, principalement anaérobie, qui vous plongera dans la zone de transpiration dès le premier set et vous continuerez à en ressentir les avantages pendant des jours.

* Le kraken est une créature fantastique issue des légendes scandinaves médiévales.

OBJECTIF : FORCE & TONIFICATION

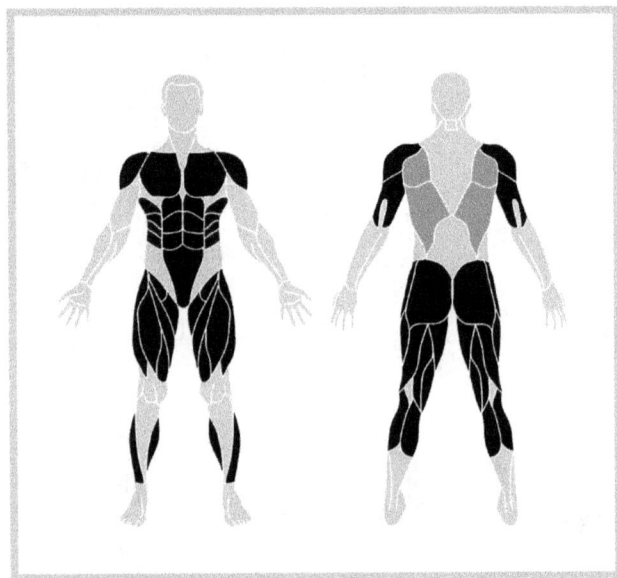

RELEASE THE
KRAKEN

DAREBEE WORKOUT © darebee.com

NIVEAU I 3 sets **NIVEAU II** 5 sets **NIVEAU III** 7 sets **REPOS** jusqu'à 2 min

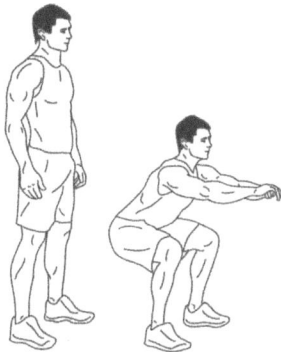

20 squats

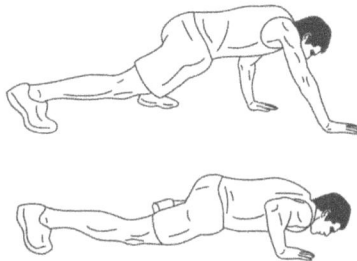

6 pompes Dragon

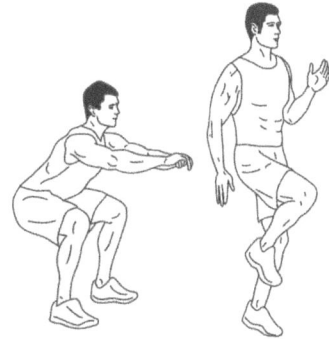

20 squats step-ups

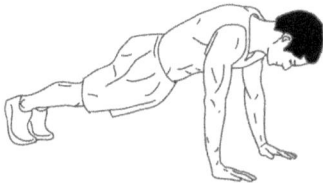

20-count planche

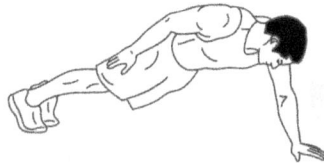

20-count planche sur un bras

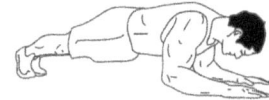

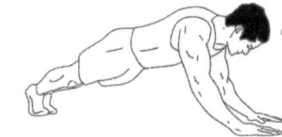

6 extensions triceps

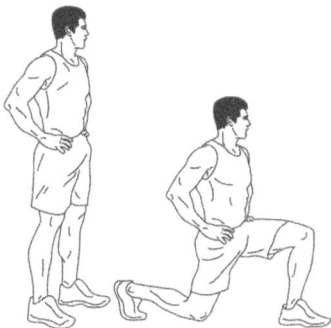

20 fentes

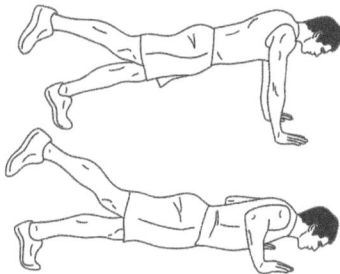

6 pompes jambe levée

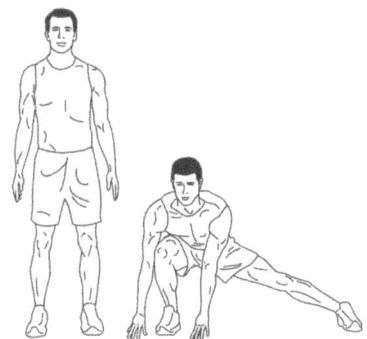

20 fentes latérales profondes

70 Launch Codes

Soyez dynamiques avec l'entraînement Launch Codes. Que vous lanciez des Coups de poing ou que vous projetiez votre corps en l'air avec les Sauts groupés, la chose sûre est que à la fin du set votre pause de récupération sera bonifiée. Il s'agit d'un entraînement pour tout le corps qui fait un grand usage des exercices de fitness fascial pour aider à transformer le corps en une machine puissante.

OBJECTIF : FORCE & TONIFICATION

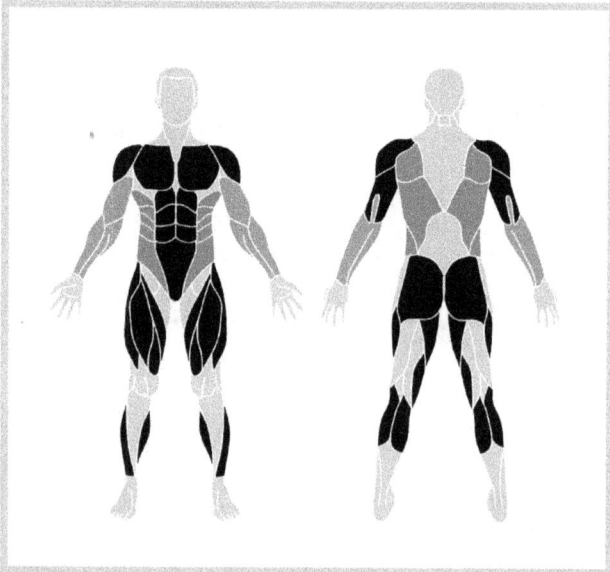

LAUNCH CODES

DAREBEE WORKOUT
© darebee.com
NIVEAU I 3 sets
NIVEAU II 5 sets
NIVEAU III 7 sets
REPOS jusqu'à 2 min

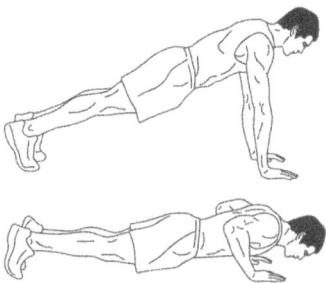

5 pompes

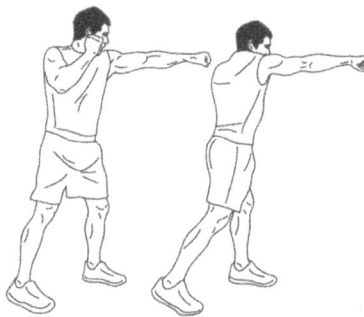

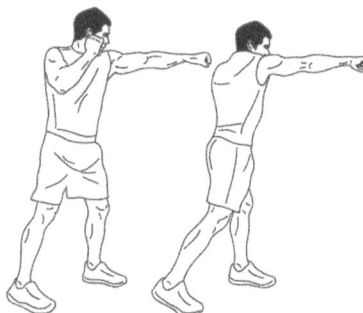

30 coups de poing

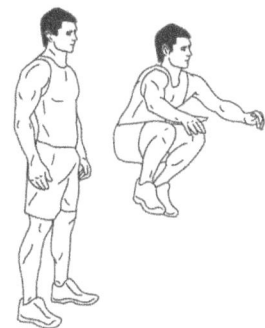

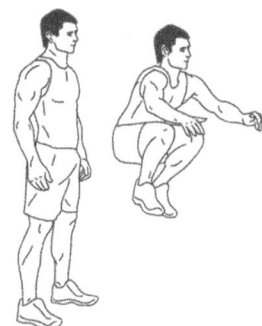

5 sauts groupés

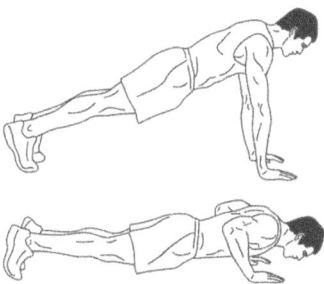

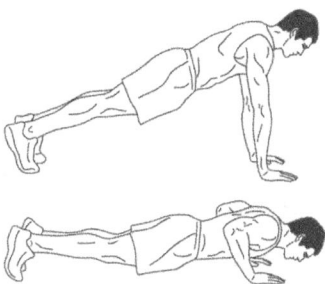

5 pompes

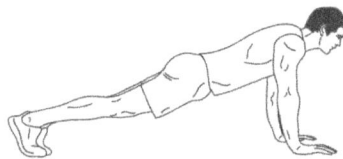

30-count planche

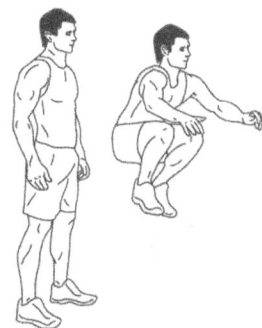

5 sauts groupés

5 pompes

30 coups de poing

5 sauts groupés

71 | Live Wire

Livewire est un entraînement rapide et intense pour tout le corps. Il convient à tous les niveaux en offrant une expérience d'entraînement très ciblée. Vous savez que vous allez transpirer avec celui-ci et là encore il mettra au défi votre niveau de VO2Max.

OBJECTIF : BRULE-GRAISSE

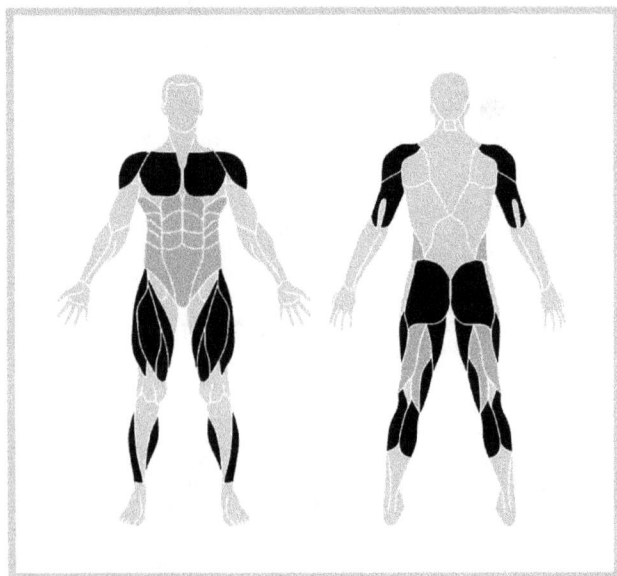

LIVE WIRE

DAREBEE WORKOUT © darebee.com

NIVEAU I 3 sets **NIVEAU II** 5 sets **NIVEAU III** 7 sets **REPOS** jusqu'à 2 min

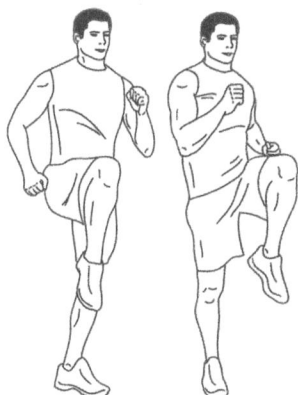

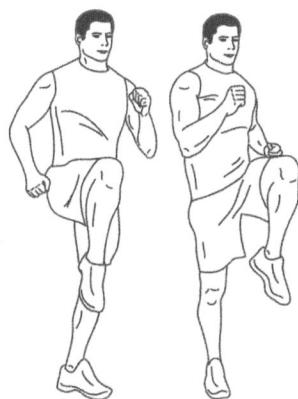

60 levées de genoux   **10** burpees basiques avec saut   **10** pompes

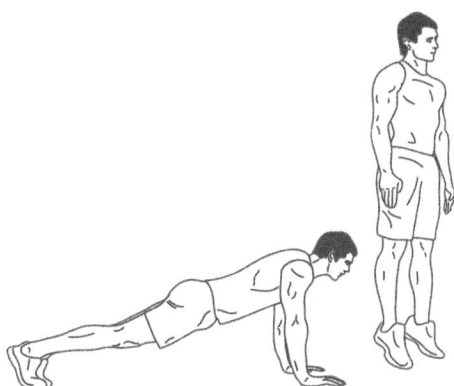

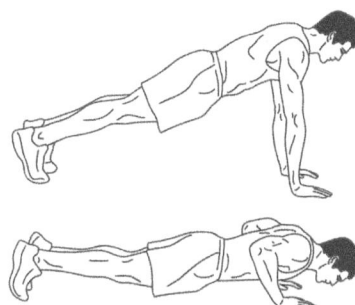

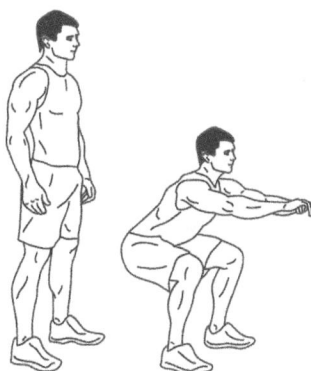

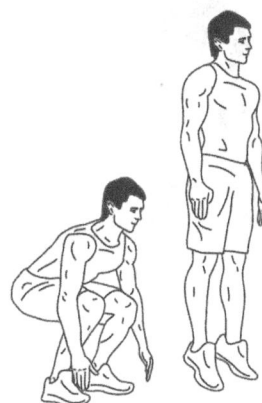

60 levées de genoux   **10** squats   **10** squats sautés

72 Lumberjack

Sans doute, rien ne vous rendra aussi fort que de couper des arbres avec une hache. Ce n'est pas très respectueux de l'environnement, donc l'entraînement du bûcheron est la meilleure chose à faire. Dans un ensemble de neuf routines d'exercices, il charge tous les principaux groupes musculaires du corps, fournissant un entraînement de force totale qui vous aidera à développer des muscles plus forts et plus puissants.

OBJECTIF : FORCE & TONIFICATION

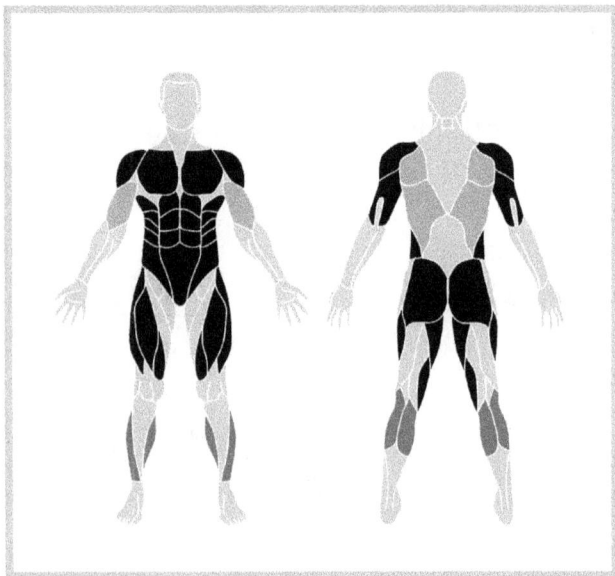

LUMBERJACK

DAREBEE WORKOUT © darebee.com

NIVEAU I 3 sets **NIVEAU II** 5 sets **NIVEAU III** 7 sets **REPOS** jusqu'à 2 min

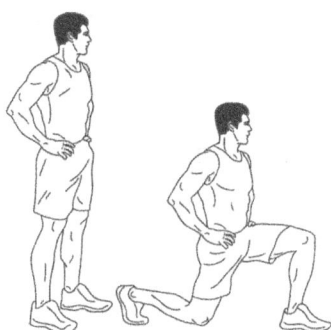

20 fentes

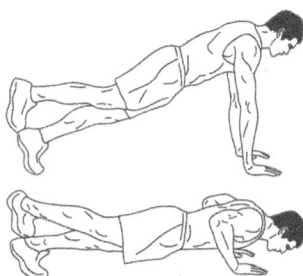

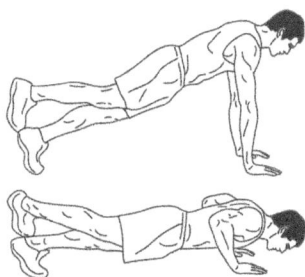

10 pompes pieds croisés

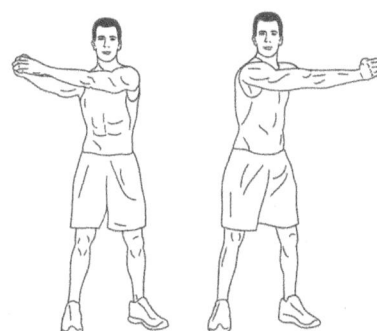

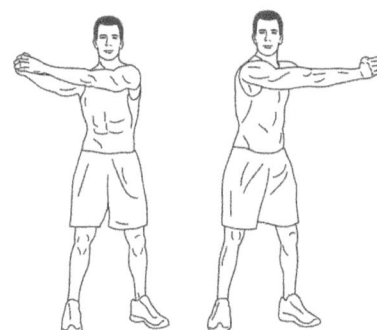

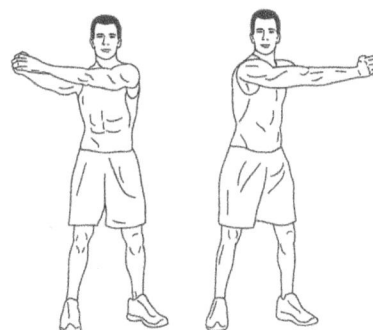

40 coups de mains serrées

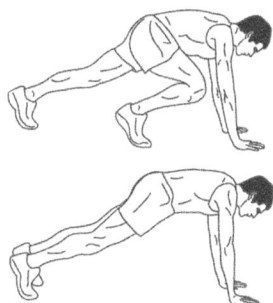

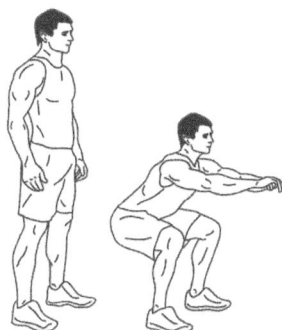

20 grimpeurs lents

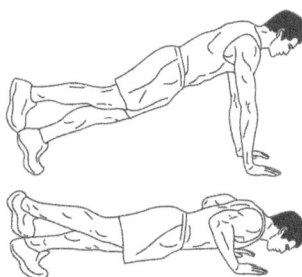

10 pompes pieds croisés

40 coups de mains serrées

20 squats

10 pompes pieds croisés

40 coups de mains serrées

73 Mutiny

L'entraînement Mutiny est inspiré par l'énergie frénétique d'une mutinerie. Mais son effet sur la capacité aérobie et la force peut bien signaler une mutinerie dans votre propre corps alors que vos jambes refusent de vous obéir et vos poumons vous crient d'arrêter. Eh bien, ce n'est peut-être pas aussi grave que ça, mais cet entraînement est conçu pour mettre votre corps à l'épreuve afin que vous le sentiez très certainement. Chaque fois que de grands groupes musculaires sont obligés à bouger rapidement, ils sollicitent énormément la capacité aérobie et c'est à ce moment-là que vous commencez à transformer votre corps pour qu'il puisse travailler même s'il est fatigué.

OBJECTIF : BRULE-GRAISSE

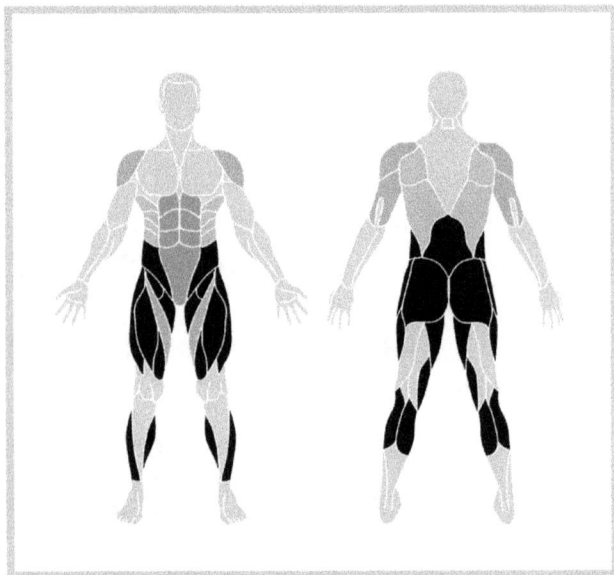

MUTINY

DAREBEE WORKOUT © darebee.com

NIVEAU I 3 sets **NIVEAU II** 5 sets **NIVEAU III** 7 sets **REPOS** jusqu'à 2 min

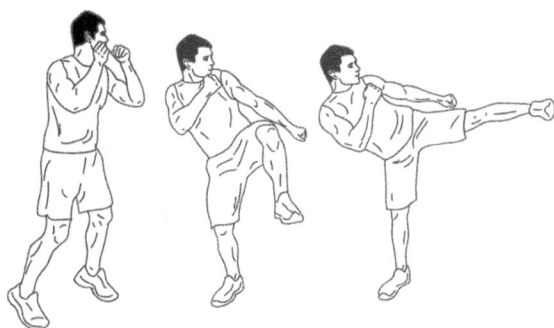

20 bounce, bounce + coup de pied

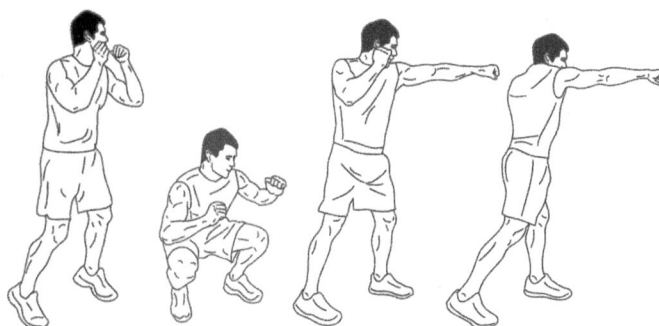

20 bounce, bounce + squat + jab + cross

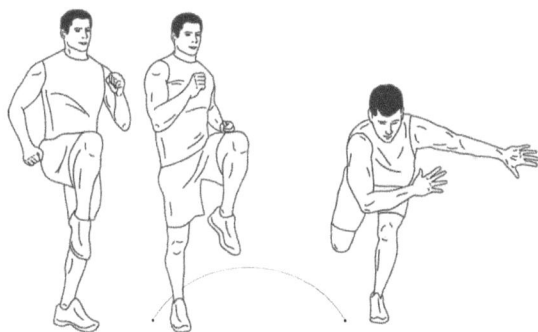

4 combos: 10 levées de genoux + **1** saut de côté

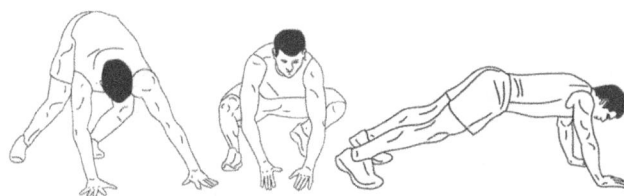

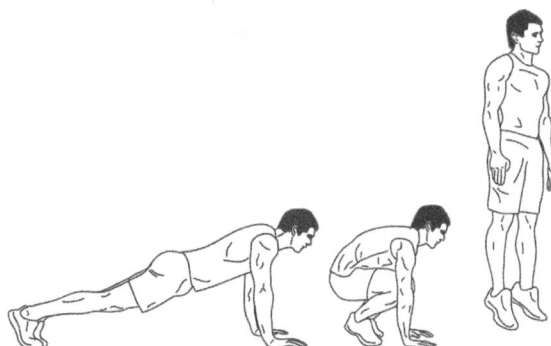

4 combos: 1 saut de singe + **1** planche walk-out

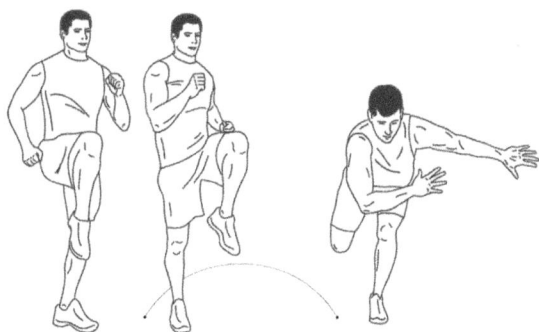

4 combos: 10 levées de genoux + **1** saut de côté

4 burpees basiques avec saut

74 Night Shift

Vous n'avez pas besoin de travailler de nuit pour faire l'entraînement Night Shift, mais si vous le faites, vous le pouvez, à condition que vous ayez un peu de temps et un espace minime. Conçu pour vous aider à maintenir votre force et votre tonus musculaire, l'entraînement Night Shift engage tous les principaux groupes musculaires pour vous permettre de continuer jusqu'à ce que vous ayez le temps et l'énergie nécessaires pour un entraînement encore plus énergique.

OBJECTIF : FORCE & TONIFICATION

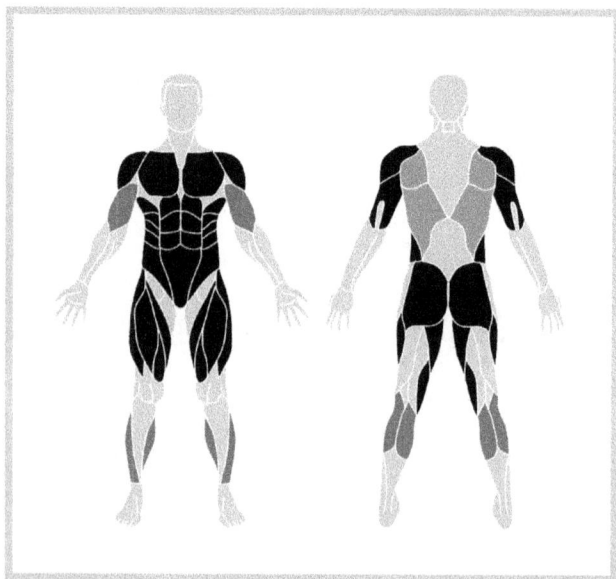

NIGHT SHIFT

DAREBEE WORKOUT © darebee.com

NIVEAU I 3 sets **NIVEAU II** 5 sets **NIVEAU III** 7 sets **REPOS** jusqu'à 2 min

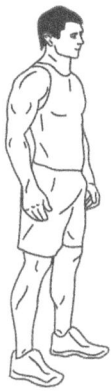 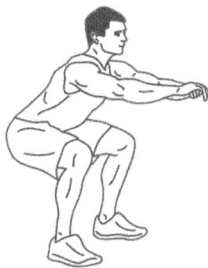

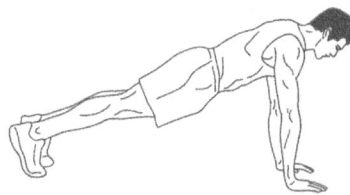 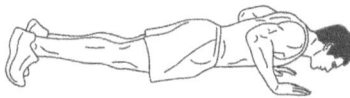

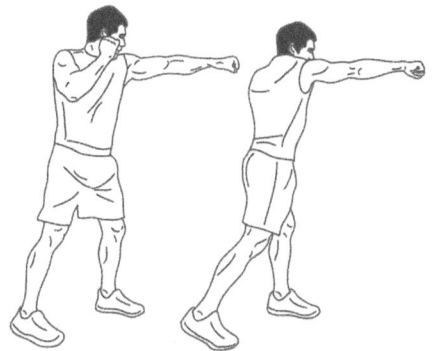 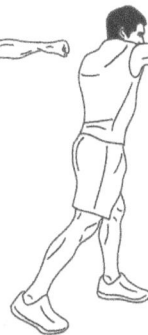

20 squats   **20** pompes   **20** coups de poing

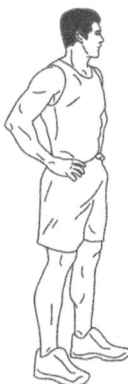 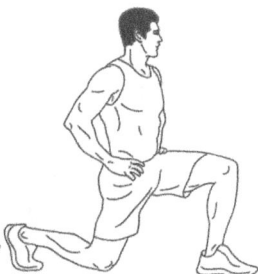

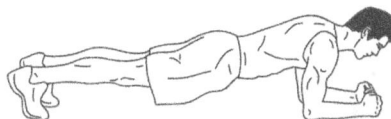

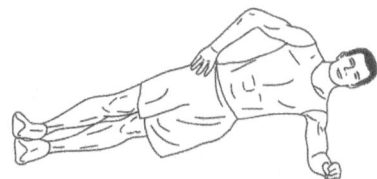

20 fentes   **20sec** planche   **40sec** planche latérale

75 No Capes

No Capes est imbattable lorsqu'il s'agit de faire travailler votre corps dur. Il vous amène très rapidement dans la zone de transpiration et vous y garde jusqu'à la fin. Il engage presque tous les principaux groupes musculaires et maintient la charge tout au long de l'entraînement.

OBJECTIF : FORCE & TONIFICATION

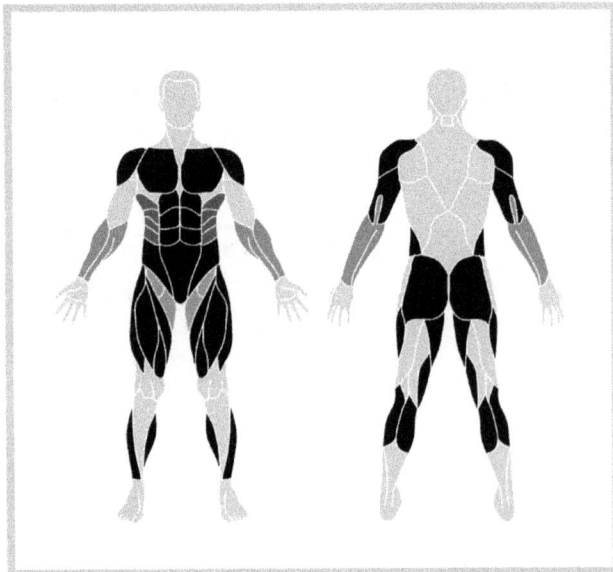

N⃠ CAPES

DAREBEE WORKOUT © darebee.com

NIVEAU I 3 sets **NIVEAU II** 5 sets **NIVEAU III** 7 sets **REPOS** jusqu'à 2 min

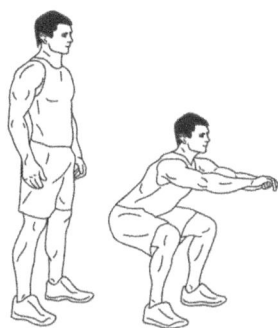

10 squats

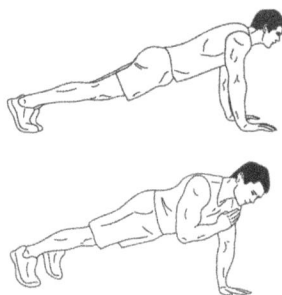

20 toucher-épaules

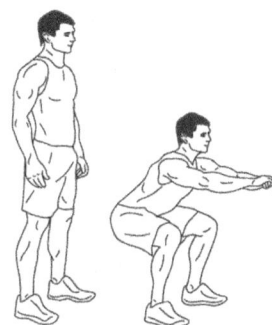

10 squats

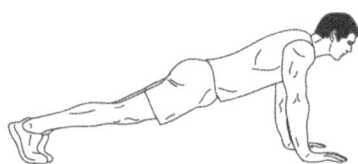

10-count planche

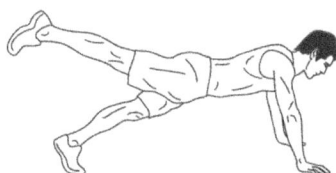

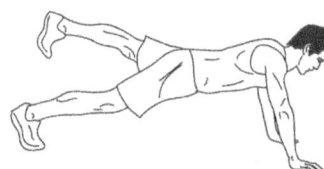

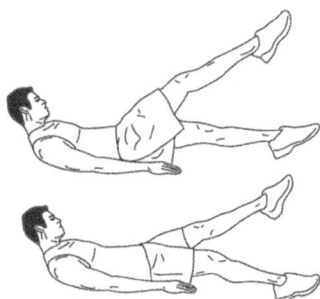

10-count planche

10-count planche

10 battements de jambes

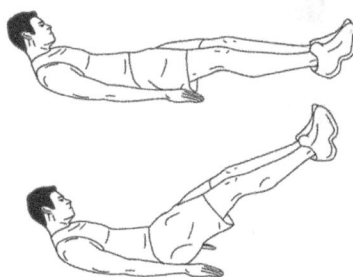

10 levées de jambes

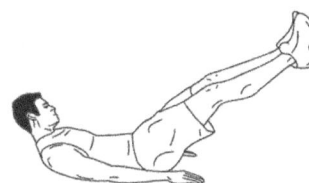

10-count levée de jambes maintenue

76 Off the Grid

Off The Grid est le genre d'entraînement qui vous prépare à ce qui se passe lorsque l'Apocalypse Zombie arrive et que vous devez courir, grimper, vous esquiver, porter des objets lourds et vous battre. C'est un entraînement pour tout le corps très énergique qui engage tous les principaux groupes musculaires pour un défi que vous ressentez dès le premier set.

OBJECTIF : BRULE-GRAISSE

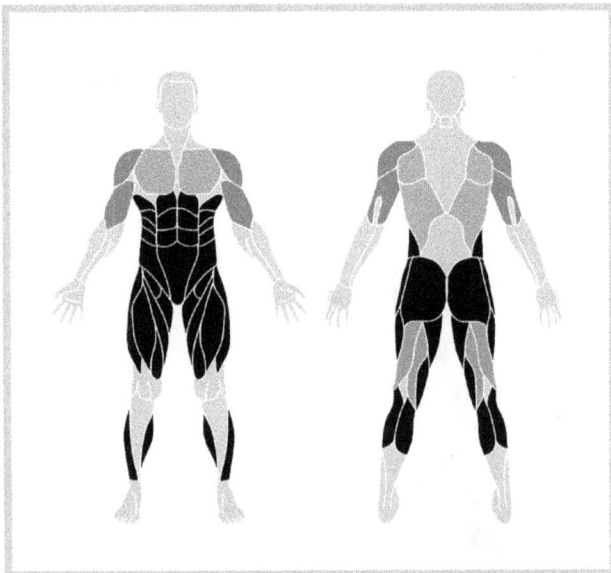

OFF THE GRID

DAREBEE WORKOUT © darebee.com

NIVEAU I 3 sets **NIVEAU II** 5 sets **NIVEAU III** 7 sets **REPOS** jusqu'à 2 min

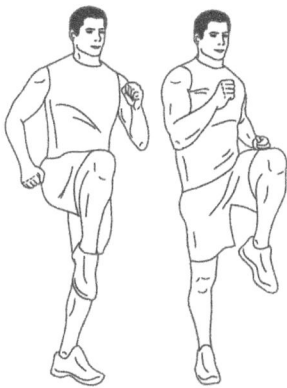

20 levées de genoux

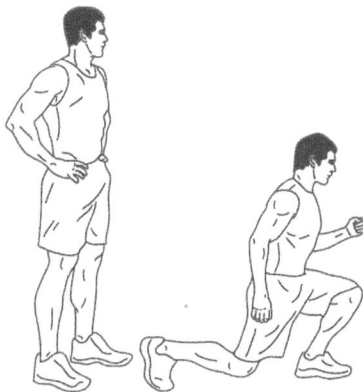

10 fentes

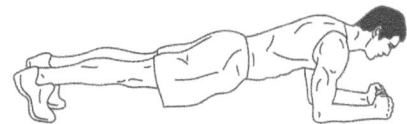

20sec planche sur les coudes

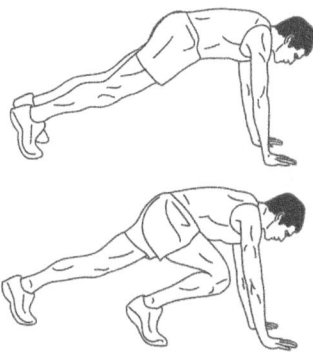

20 grimpeurs

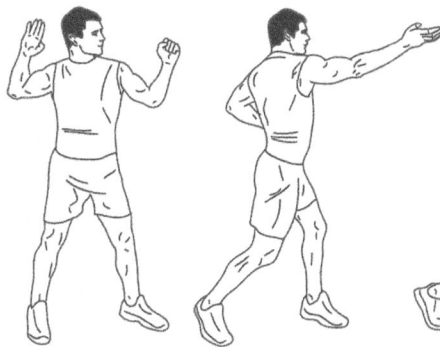

20 "coups de couteau"

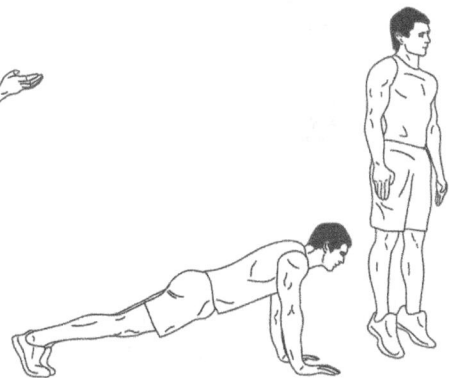

10 burpees basiques

77 One Punch

L'entraînement One Punch est un entraînement anaérobie, axé sur la force et la puissance. Vous ne remarquerez pas grand-chose après la première série ou même après la deuxième, mais à mesure que la température de vos muscles augmente et que les réserves cellulaires d'ATP s'épuisent, vous ressentirez la brûlure musculaire. Votre mission est de maintenir le rythme tout au long de sorte que vos muscles se fatiguent davantage mais votre rendement ne se relâche pas.

OBJECTIF : FORCE & TONIFICATION

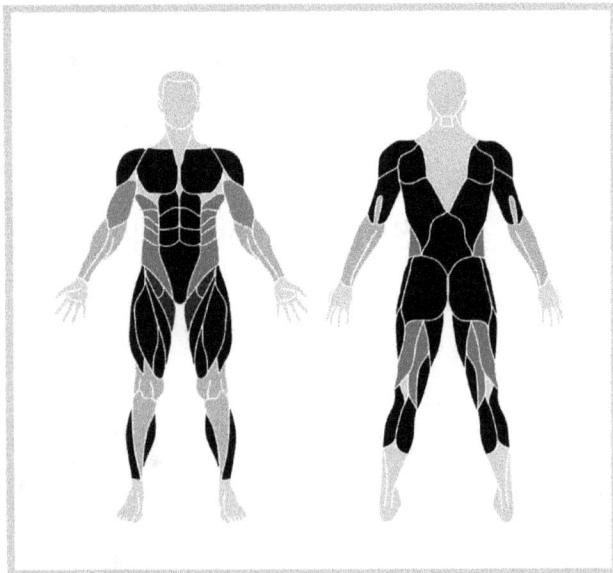

ONE PUNCH

DAREBEE TRIBUTE WORKOUT © darebee.com

10 sets ou autant que vous pouvez faire | jusqu'à 2 min de repos entre les sets

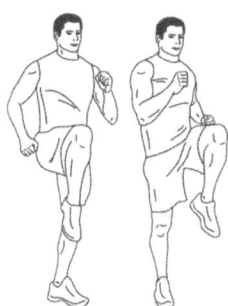

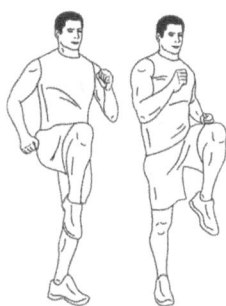

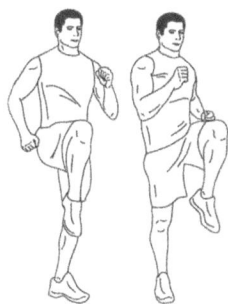

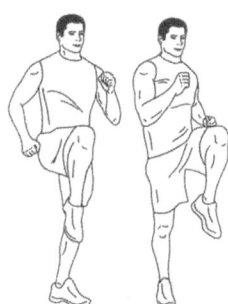

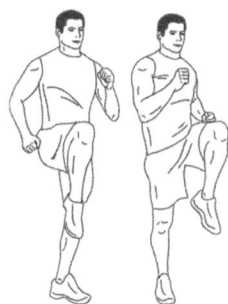

10 levées de genoux   **5** squats   **10** levées de genoux   **5** squats

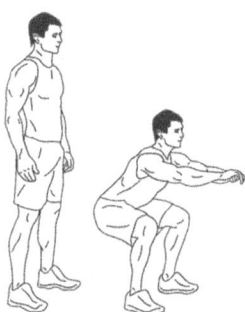

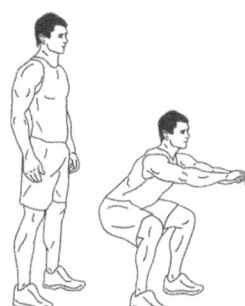

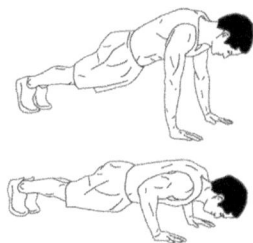

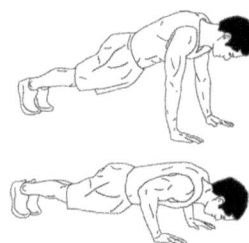

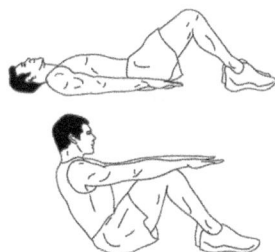

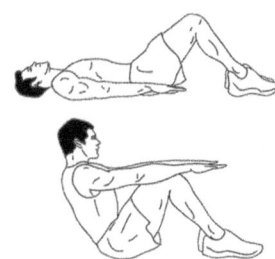

10 levées de genoux   **5** pompes   **10** levées de genoux   **5** pompes

10 levées de genoux   **5** levées du buste   **10** levées de genoux   **5** levées du buste

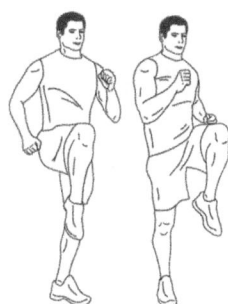

Les adducteurs, le bas du dos et le psoas sont parmi les éléments du corps qui sont négligés lors de l'étirement. Part 2 vient à la rescousse avec une routine d'étirement qui vous aide à améliorer la flexibilité dans ces parties du corps importantes. Votre souplesse affecte non seulement les degrés de liberté de mouvement, mais également la posture, l'endurance, la force du core et la santé du bas du dos. Faites de cet entraînement un exercice régulier et bon nombre des plaintes les plus courantes concernant les douleurs au bas du corps appartiendront au passé.

OBJECTIF : STRETCHING

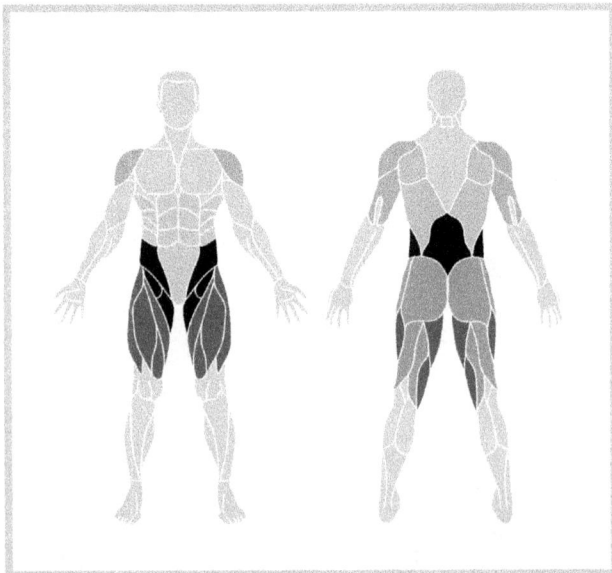

PART 2

DAREBEE POST-WORKOUT STRETCHING © darebee.com

30 seconds = 15 seconds de chaque côté / jambe

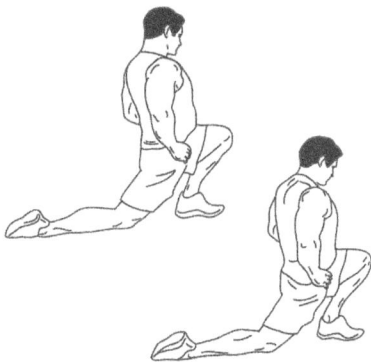

1. étirement fentes

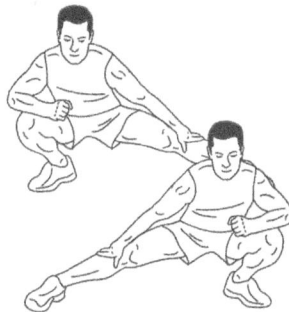

2. étirement fentes latérales

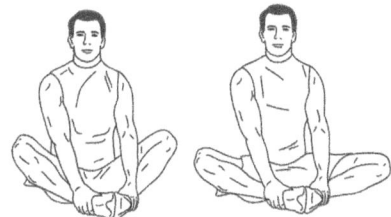

3. étirement papillon

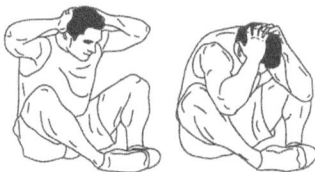

4. étirement du dos

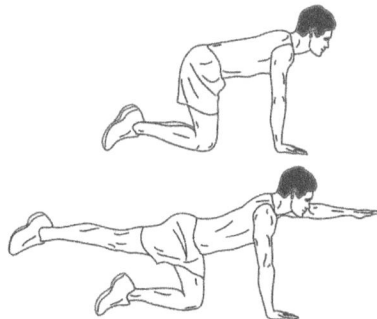

5. levées bras/jambe opposés

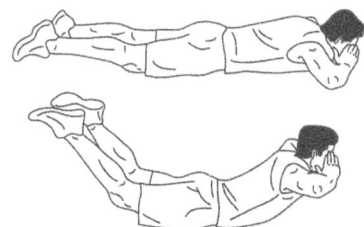

6. extensions du dos

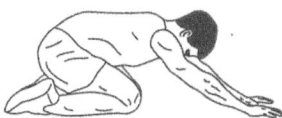

7. étirement

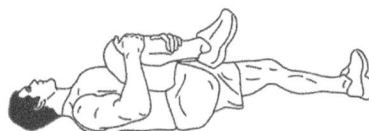

8. étirement

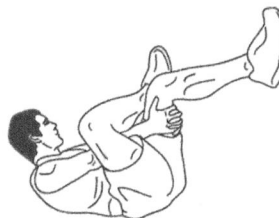

9. étirement

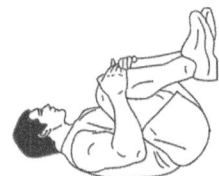

10. étirement

79 Plan B

L'entraînement Plan B est là quand il n'y a pas de plan A. Il s'agit d'un entraînement «doux». Cela ne vous poussera pas aux limites, vous ne serez pas réduit à jurer sous votre souffle et il n'y aura même pas beaucoup de douleurs musculaires le lendemain, mais cela vous donnera toujours un entraînement décent ce qui est certainement mieux que rien.

OBJECTIF : FORCE & TONIFICATION

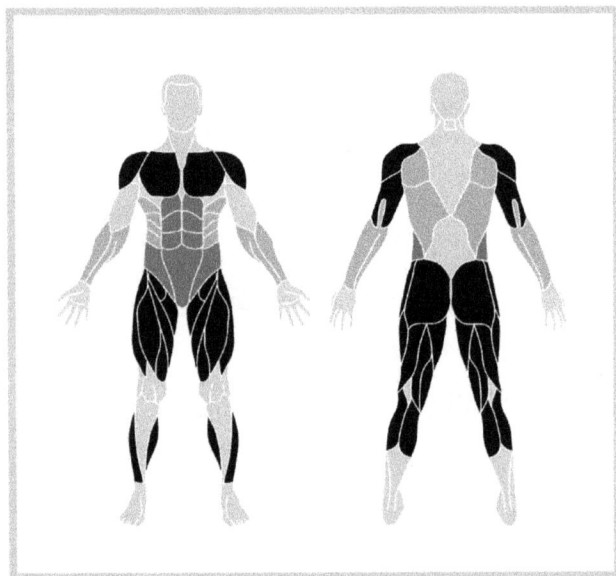

PLAN B

DAREBEE WORKOUT © darebee.com

NIVEAU I 3 sets **NIVEAU II** 5 sets **NIVEAU III** 7 sets **REPOS** jusqu'à 2 min

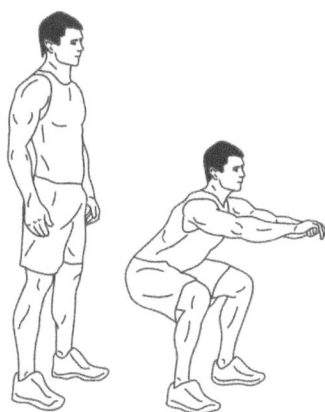

20 squats

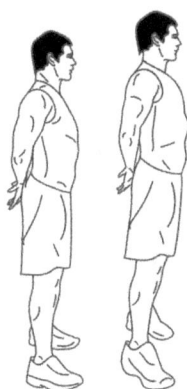

20 levées de talons

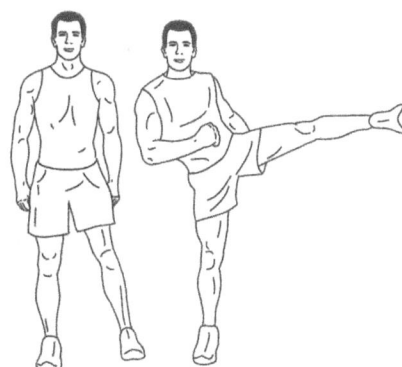

20 levées de jambes

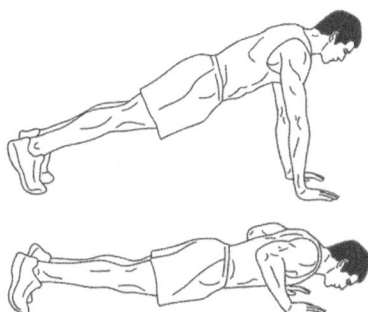

10 pompes

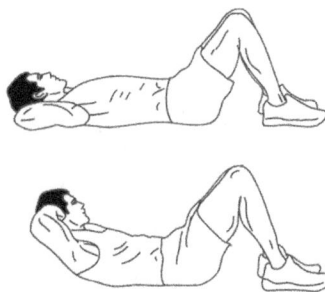

10 crunchs

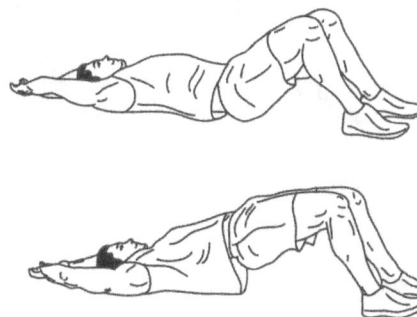

10 ponts

80 Power Mode

La force est la capacité des muscles à effectuer un travail à haute intensité de manière régulière et elle se développe. Power Mode est un entraînement qui doit être exercé avec concentration, c'est pourquoi une attention particulière est portée à la technique. Vous ne serez pas essoufflé mais vous allez transpirer.

OBJECTIF : FORCE & TONIFICATION

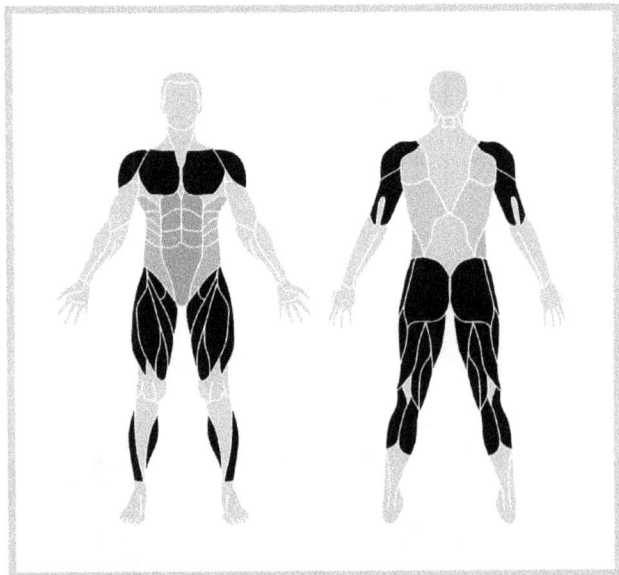

POWER MODE

DAREBEE WORKOUT © darebee.com

NIVEAU I 3 sets **NIVEAU II** 5 sets **NIVEAU III** 7 sets **REPOS** jusqu'à 2 min

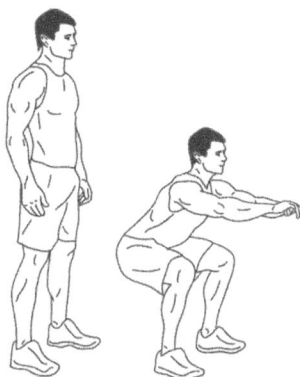

20 squats

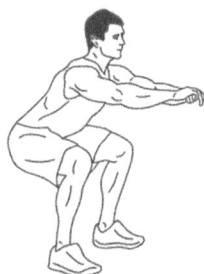

20-count squat maintenu

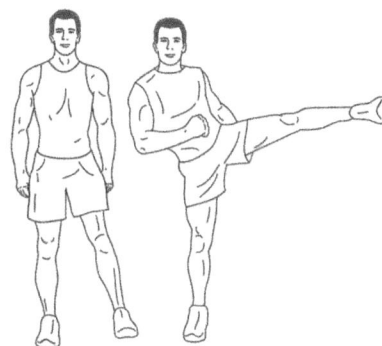

20 levées de jambes

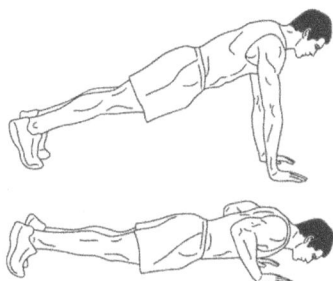

10 pompes

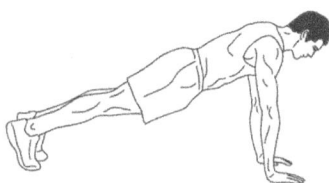

10-count planche

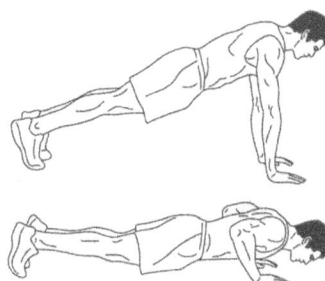

10 pompes

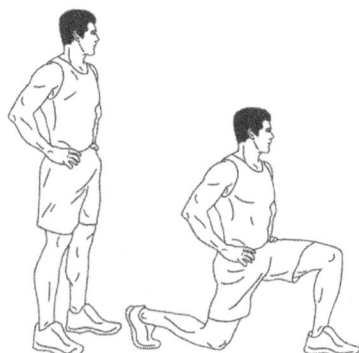

20 fentes

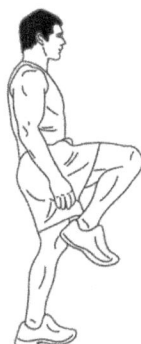

20-count maintien en équilibre

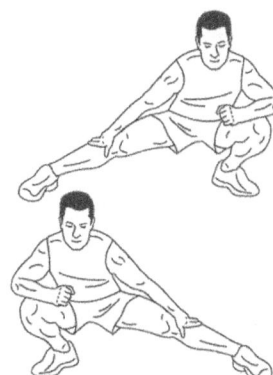

20 fentes latérales

81 Power Run

Power Run utilise deux exercices simples en apparence pour vous aider à améliorer vos performances d'endurance et de force. Malgré le nombre d'exercices réduit, l'entraînement cible tous les principaux groupes musculaires et pousse votre capacité VO2Max à la limite en augmentant la température corporelle et en vous faisant entrer dans la zone de sudation dès le premier set.

OBJECTIF : BRULE-GRAISSE

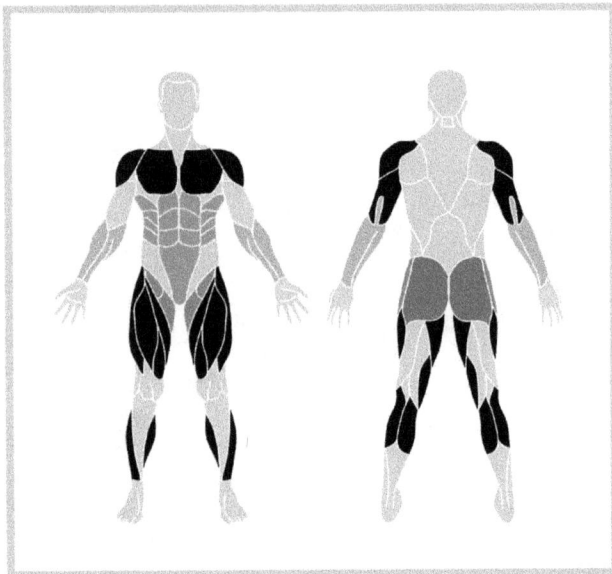

power run

DAREBEE WORKOUT
© darebee.com

NIVEAU I 3 sets **NIVEAU II** 5 sets **NIVEAU III** 7 sets **REPOS** jusqu'à 2 min

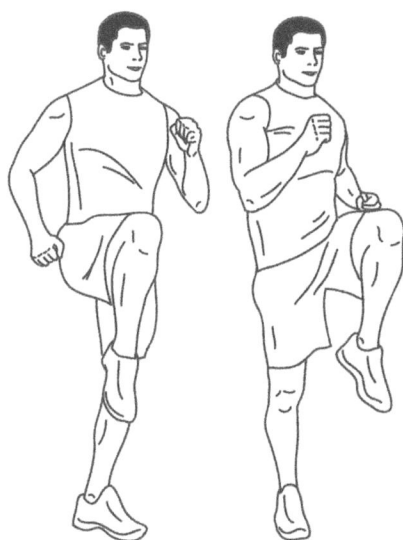

20 levées de genoux

2 pompes

20 levées de genoux

2 pompes

20 levées de genoux

2 pompes

20 levées de genoux

2 pompes

20 levées de genoux

2 pompes

20 levées de genoux

2 pompes

finish

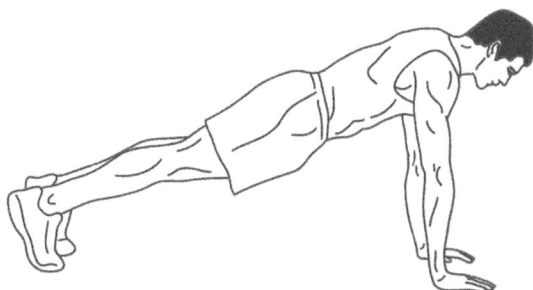

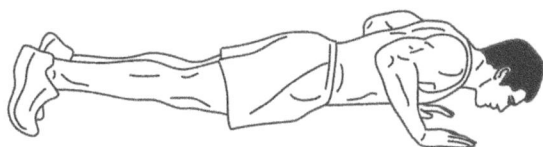

82   P. S.

PS est l'entraînement qui peut conclure chacune de vos séances d'entraînement. Conçu pour aider à étirer les muscles et à renforcer certains tendons, il offre également le type de travail concentré sur le tonus musculaire du bas du corps. Pratiquez-le régulièrement et vous serez surpris par la différence qu'il fera dans votre façon de bouger.

OBJECTIF : STRETCHING

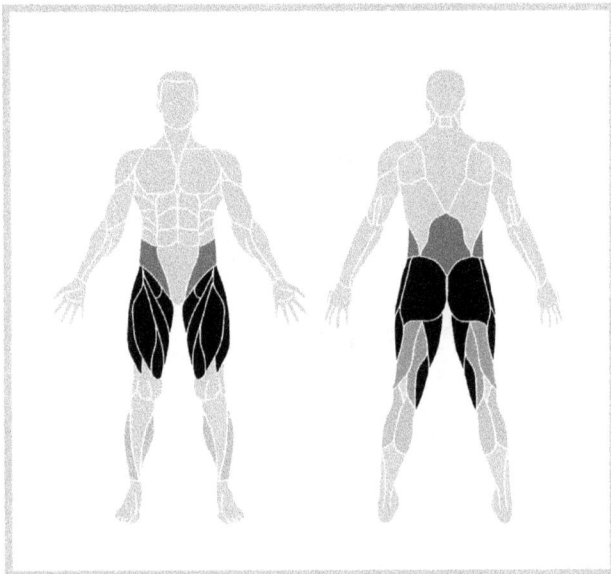

P.S.

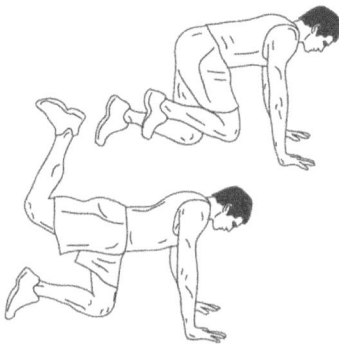

40 extensions de jambes

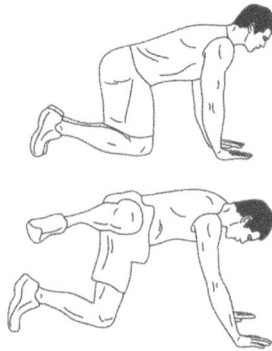

40 extensions latérales

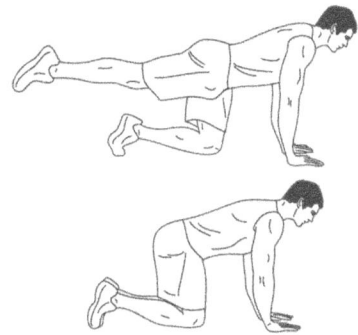

40 extensions jambe tendu

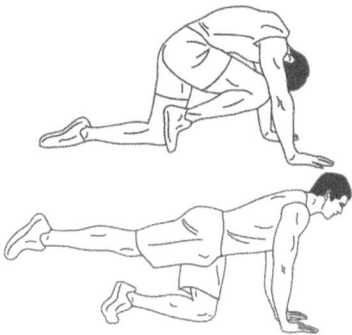

40 extensions de genoux

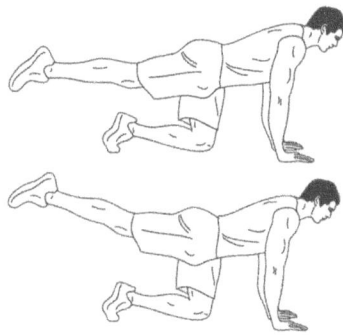

40 balanciers jambe tendu

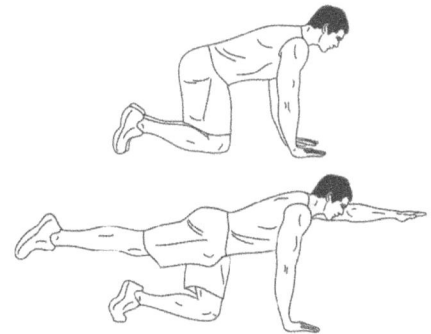

40 levées bras/jambe alternés

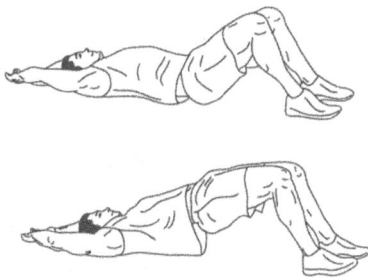

10 ponts

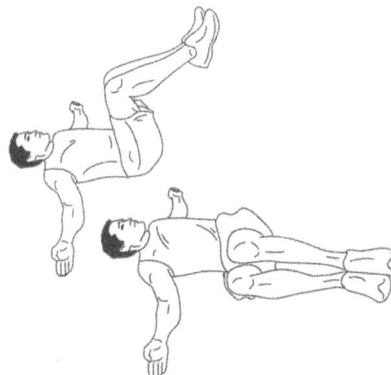

10 half wipers

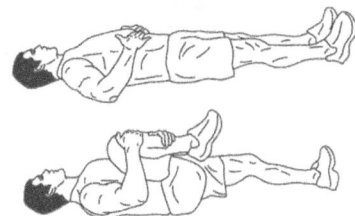

10 étirements du grand fessier

83 Punch Out

Il faut de la force, de la vitesse et de l'endurance pour augmenter une puissance de frappe. Et l'entraînement Punch Out vous aide à développer précisément le type de puissance dont vous avez besoin pour améliorer votre maîtrise des coups. Il s'agit d'un entraînement pour le haut du corps, bien qu'il engage des muscles de tout le corps afin d'alimenter ces coups.

OBJECTIF : FORCE & TONIFICATION

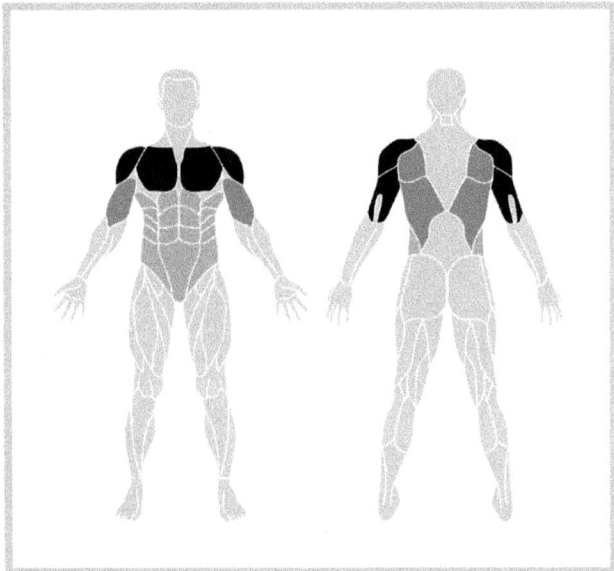

PUNCH OUT!

DAREBEE WORKOUT © darebee.com

NIVEAU I 3 sets **NIVEAU II** 5 sets **NIVEAU III** 7 sets **REPOS** jusqu'à 2 min

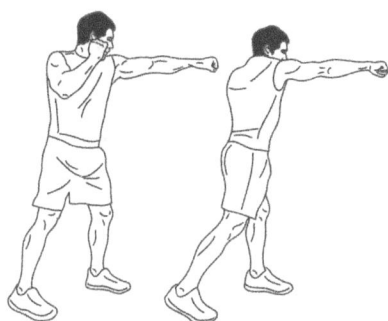

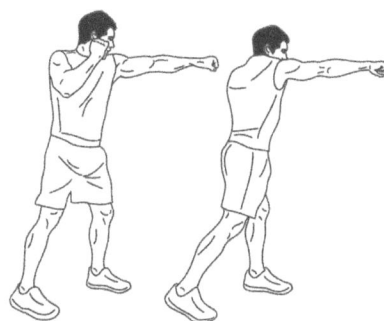

20 coups de poing

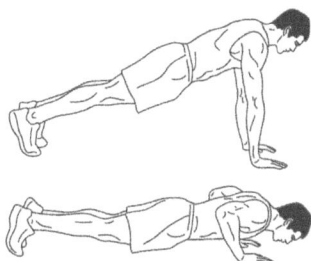

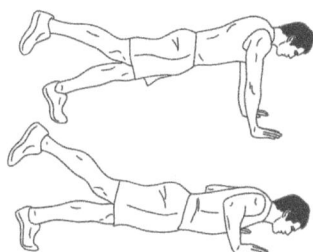

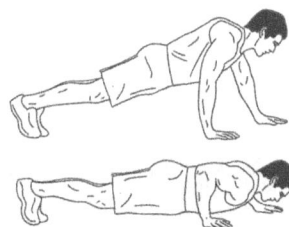

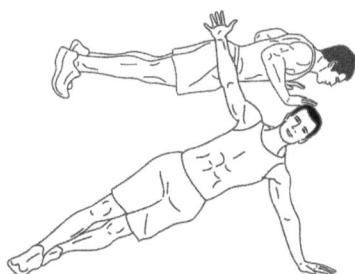

6 pompes

20 coups de poing

6 pompes jambe levée

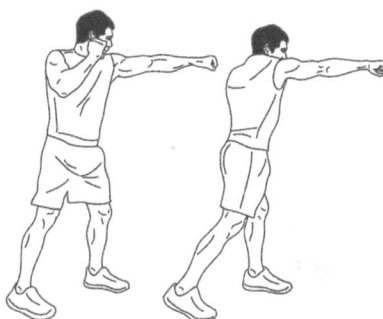

20 coups de poing

6 pompes mains décalées

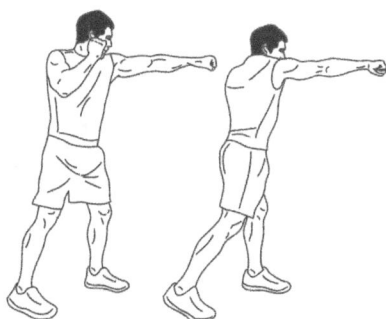

20 coups de poing

6 pompe + rotation

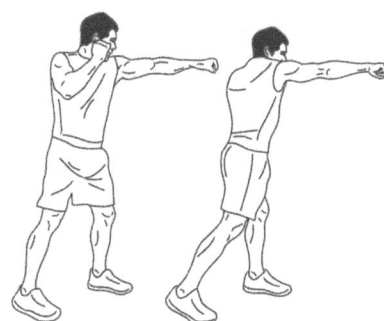

20 coups de poing

84 Push-Up Massacre

Les pompes sont un excellent moyen d'utiliser le poids du corps pour défier ses muscles. Ils entraînent tous les principaux groupes musculaires abdominaux ainsi que le haut du corps et nous permettent de prendre tout notre poids corporel dans nos propres mains. Push-Up Massacre, comme son nom l'indique, met vos bras à l'épreuve en forçant votre corps à travailler dans différentes positions. Vos bras peuvent un peu crier de fatigue dans le processus, mais finalement ils vous en remercieront!

OBJECTIF : FORCE & TONIFICATION

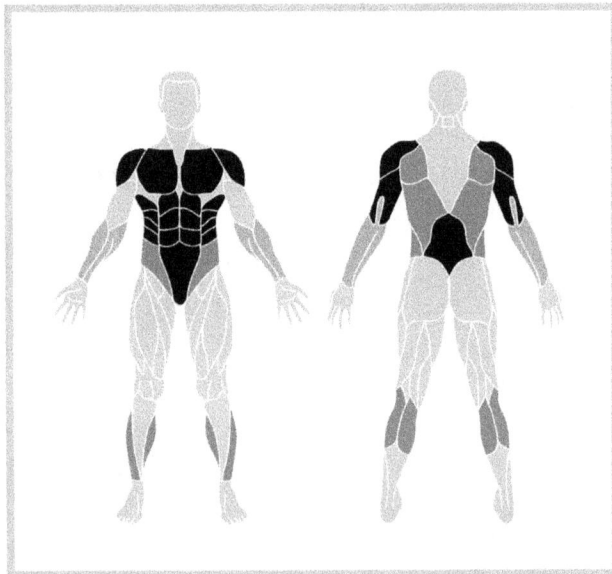

push-up massacre

DAREBEE WORKOUT
© darebee.com

NIVEAU I *3 sets*
NIVEAU II *4 sets*
NIVEAU III *5 sets*
2 minutes de repos

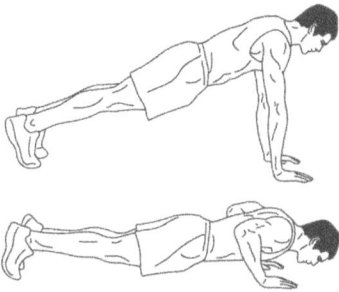

6 pompes classiques

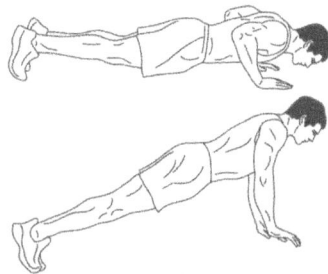

6 pompes sautées

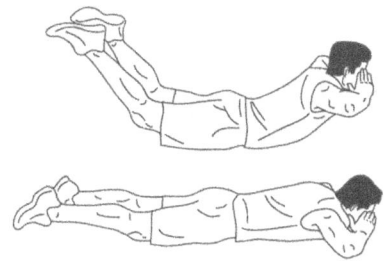

4 extensions du dos

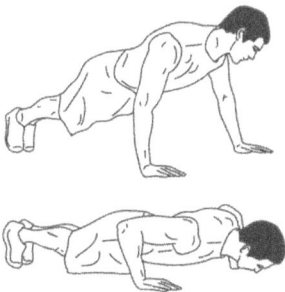

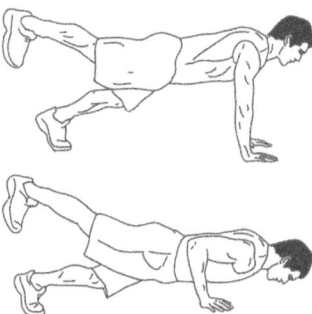

6 pompes prise large

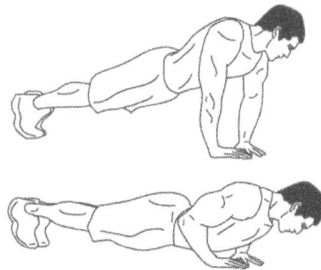

6 pompes prise serrée

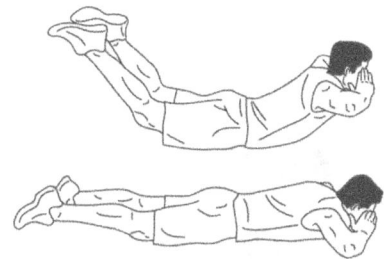

4 extensions du dos

6 pompes jambe levée

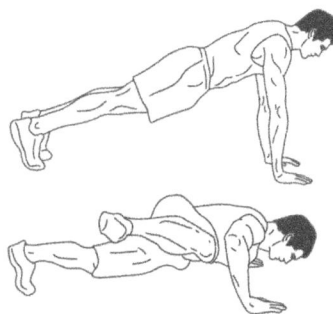

6 pompes avec crunch de côté

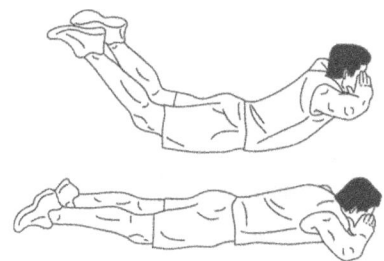

4 extensions du dos

85   Ragnarok

Ragnarok est un entraînement de force qui utilise les mouvements lents et profonds. La charge sur les muscles monte progressivement afin qu'ils commencent à ressentir le besoin de s'adapter. Il s'agit d'un entraînement trompeur où les exercices eux-mêmes semblent assez faciles. L'accent est mis sur le core ainsi que sur les quatre groupes musculaires abdominaux, le bas du corps est également bien engagé. L'astuce ici est de ralentir les choses, plutôt que de les accélérer (les coups de pied de côté inclus), juste pour augmenter la charge.

OBJECTIF : FORCE & TONIFICATION

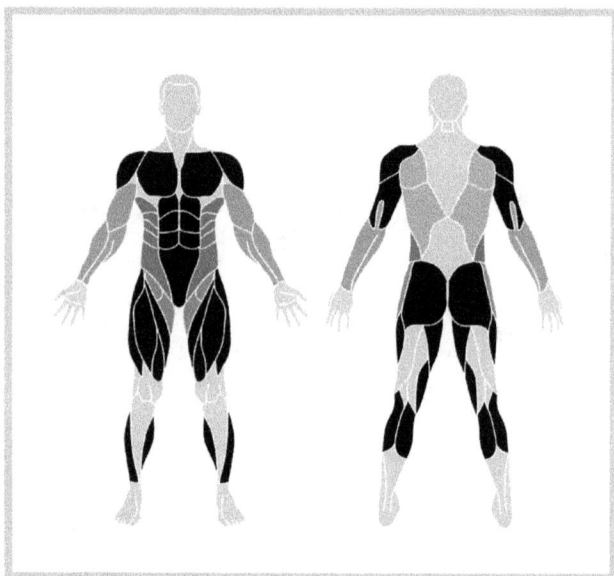

Ragnarök

DAREBEE WORKOUT © darebee.com

Niveau I 3 sets **Niveau II** 5 sets **Niveau III** 7 sets **REPOS** jusqu'à 2 min

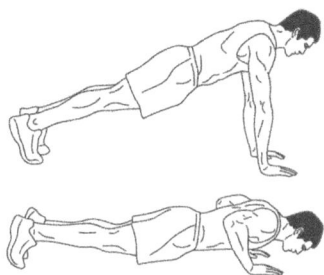

20 pompes

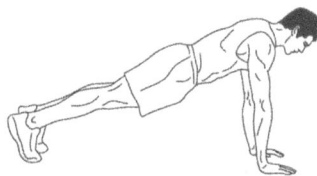

20-count planche

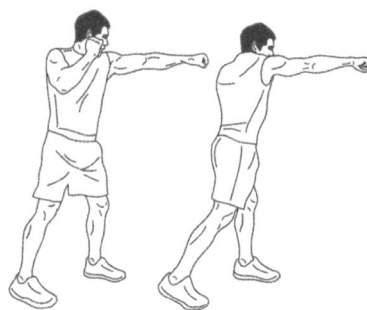

20 jab + cross

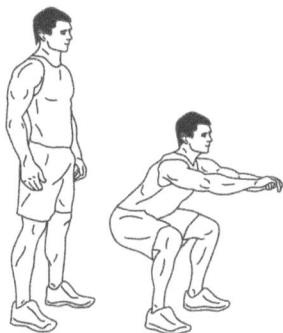

20 squats

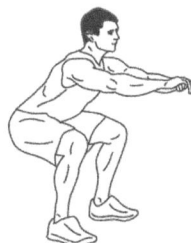

20-count squat maintenu

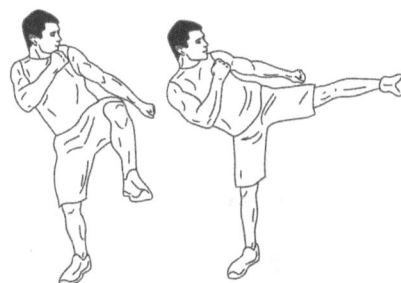

20 coups de pied

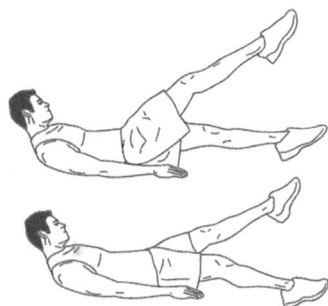

20 battements de jambes

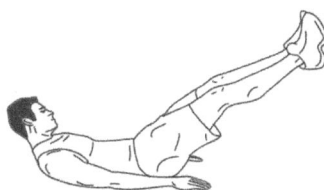

20-count levée de jambes

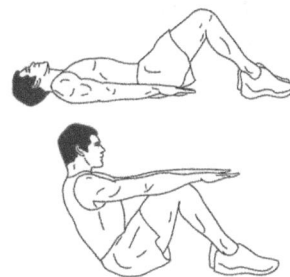

20 levées du buste

86 Reboot

Redémarrez votre corps et votre esprit avec l'entraînement Reboot. Si cela ressemble à beaucoup de travail, c'est parce que c'est exactement cela. Les segments alternés de tempo rapide / lent font travailler les muscles à la fois de manière dynamique et isométrique, forçant votre corps à travailler même lorsqu'il devrait être au repos, ce qui signifie que les muscles sont vraiment testés. Plongez-vous et ressentez les avantages.

OBJECTIF : BRULE-GRAISSE

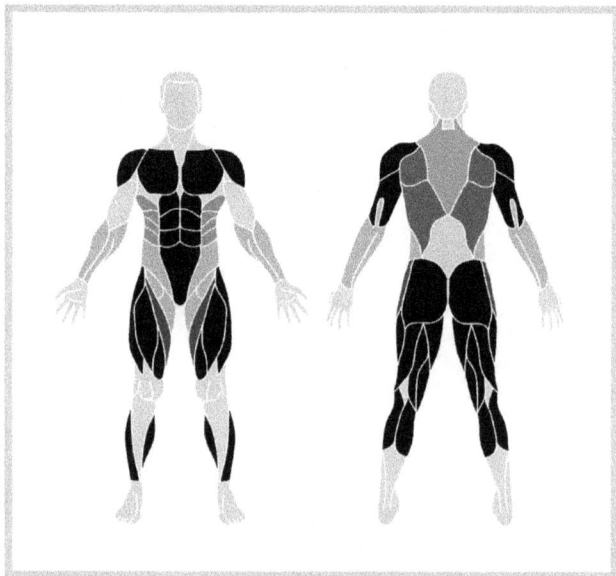

R=BOOT

DAREBEE WORKOUT © darebee.com

NIVEAU I 3 sets **NIVEAU II** 5 sets **NIVEAU III** 7 sets **REPOS** jusqu'à 2 min

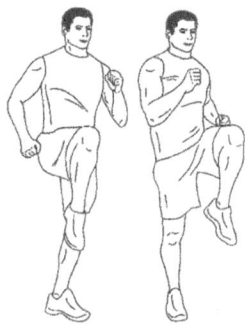

10 levées de genoux

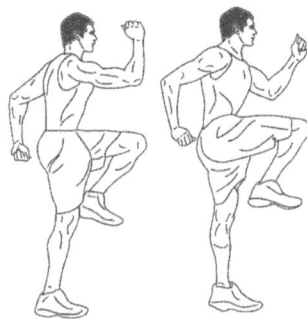

10 pas de marche

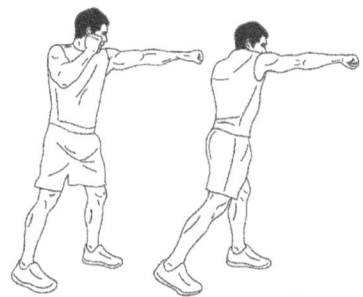

20 coups de poing

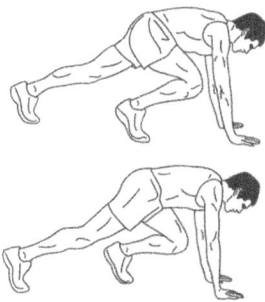

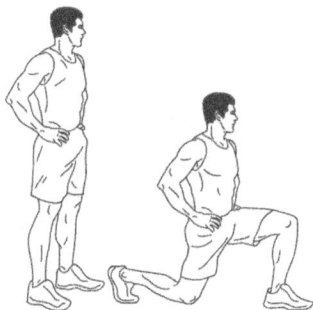

10 grimpeurs

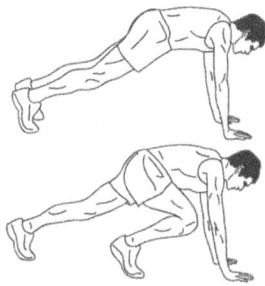

10 grimpeurs lents

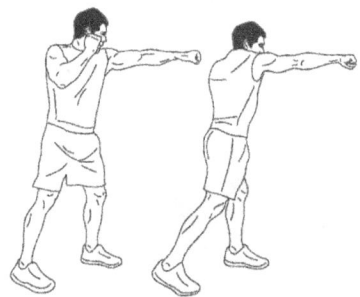

20 coups de poing

10 fentes

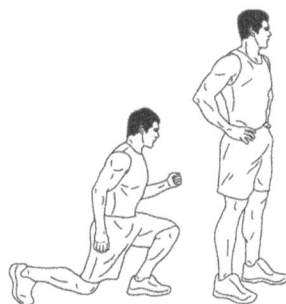

10 fentes inversées

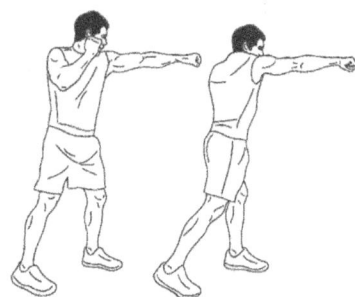

20 coups de poing

Recon Squad

Vous devez être léger sur vos pieds, fort, agile et rapide. Vous avez besoin d'une grande force abdominale et de core ainsi que le type de force spécifique du bas du corps que Recon Squad vous aide à développer. C'est un entraînement de force et d'endurance, mais cela ne veut pas dire que la sueur ne viendra pas. Il faut juste un peu plus de temps pour amener vos muscles à ébullition. Réduisez les pauses entre les séries si vous le pouvez et mettez vos muscles au défi même lorsqu'ils sont fatigués.

OBJECTIF : FORCE & TONIFICATION

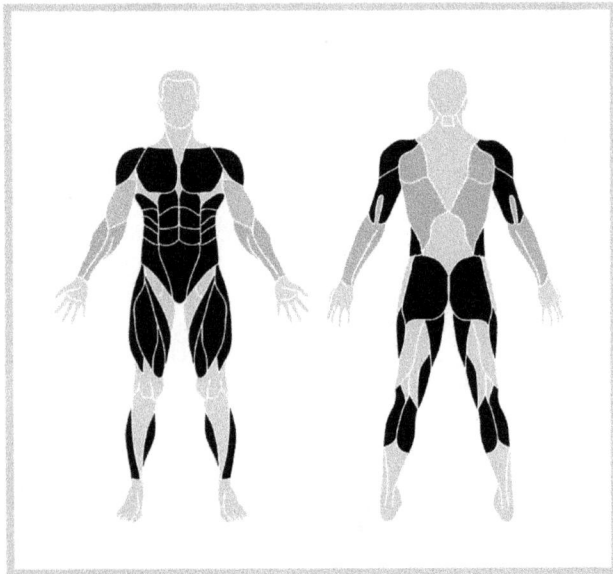

RECON SQUAD

DAREBEE WORKOUT
© darebee.com
Niveau I 3 sets
Niveau II 5 sets
Niveau III 7 sets
2 minutes de repos

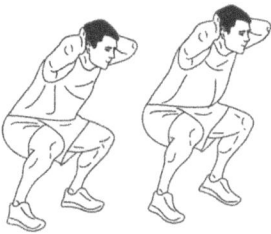

10 squat sauts

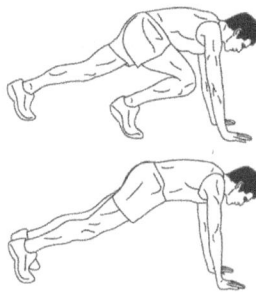

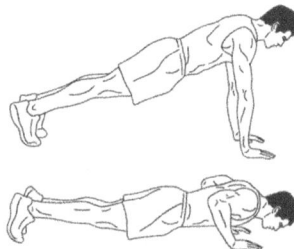

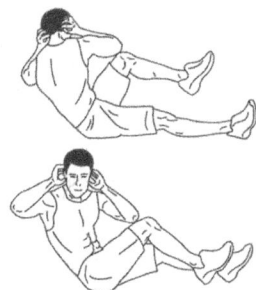

10 grimpeurs lents

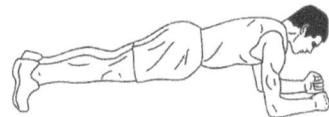

20-count planche

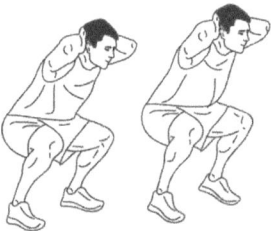

10 squat sauts

10 pompes

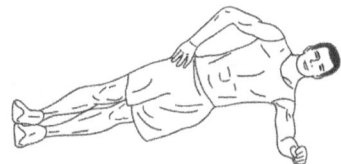

20-count planche latérale

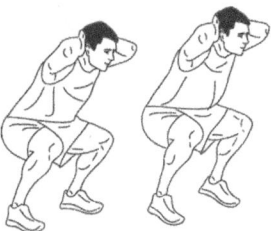

10 squat sauts

10 genou-au-coudes

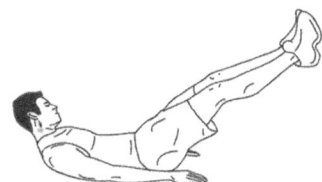

20-count levée de jambes
maintenue

88   Recruit

Recruit est l'entraînement qui engage chaque muscle de votre corps et en recrute plusieurs à la fois pour effectuer chaque exercice. L'accent est mis ici sur la technique l'exécution plutôt que sur la vitesse. Vous n'avez pas besoin d'exploser lorsque vous faites des flexions de jambes, par exemple, mais vous devez aller en profondeur et vous assurer qu'il s'agit d'un mouvement régulier et contrôlé. Celui-ci ne vous fera pas respirer profondément du tout, mais vos muscles ressentiront certainement l'effet lorsque vous aurez terminé.

OBJECTIF : FORCE & TONIFICATION

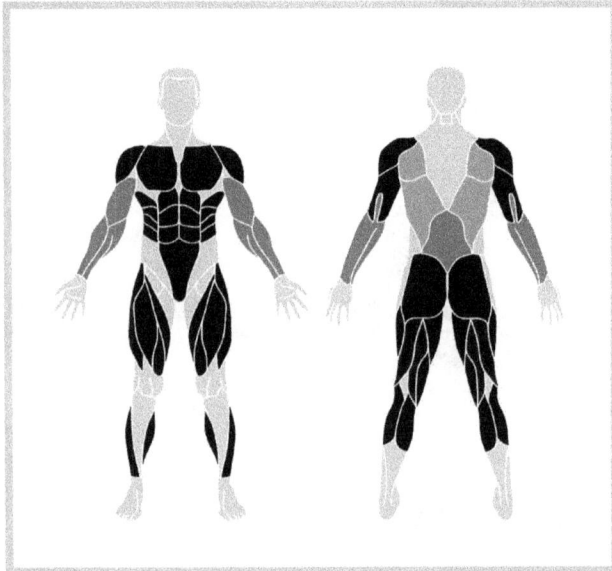

RECRUIT

DAREBEE WORKOUT © darebee.com

NIVEAU I 3 sets **NIVEAU II** 5 sets **NIVEAU III** 7 sets **REPOS** jusqu'à 2 min

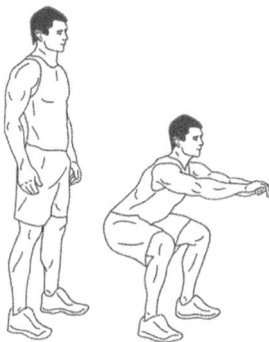

20 squats

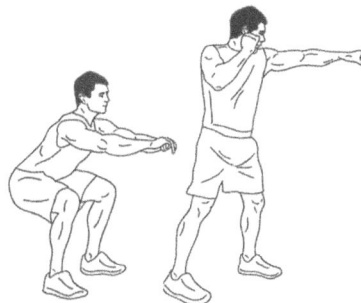

20 squat + jab

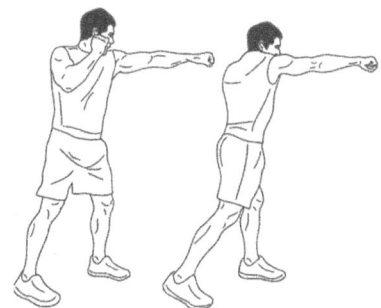

20 jab + cross

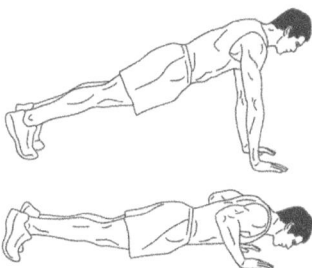

4 pompes

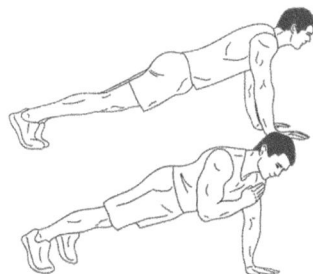

20 toucher-épaules

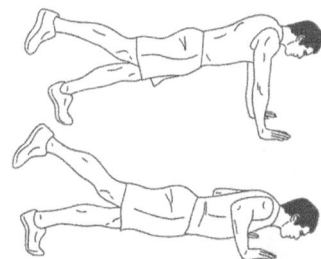

4 pompes jambe levée

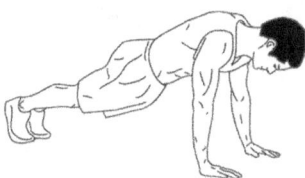

20-count planche

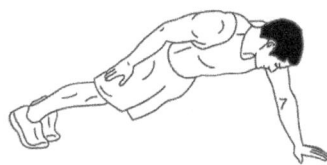

20-count planche sur un bras

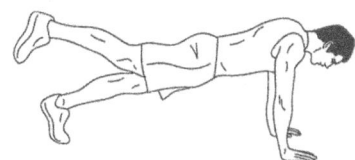

20-count planche jambe levée

89 Scorcher

Le Scorcher est un entraînement pour tout le corps qui alterne la transition de la charge des muscles aux poumons et inversement. De toute évidence, toute activité musculaire nécessite de bonnes performances VO2 Max, mais les groupes musculaires plus grands ont besoin de plus d'oxygène pour fonctionner, tandis que les plus petits aident à maintenir cette sensation familière de récupération à la volée qui accompagne les exercices à forte combustion de graisses.

OBJECTIF : BRULE-GRAISSE

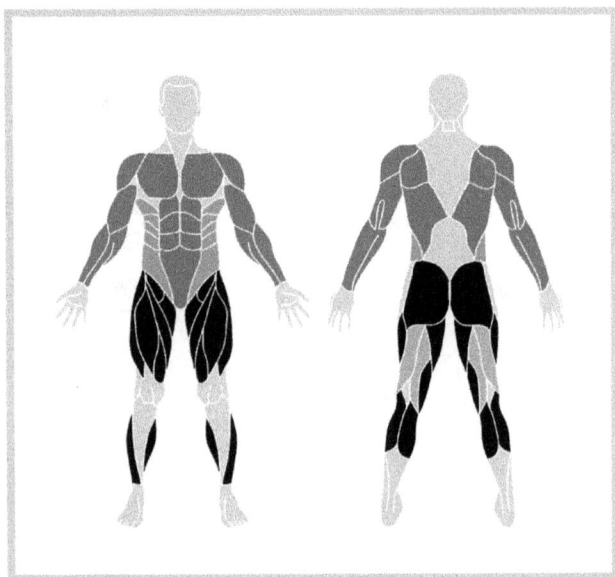

THE SCORCHER

DAREBEE CARDIO WORKOUT © darebee.com

NIVEAU I 3 sets **NIVEAU II** 5 sets **NIVEAU III** 7 sets **REPOS** jusqu'à 2 min

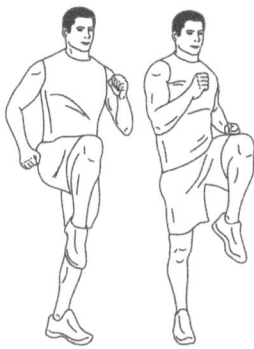

20 levées de genoux   **10** burpees basiques avec saut   **20** coups de poing

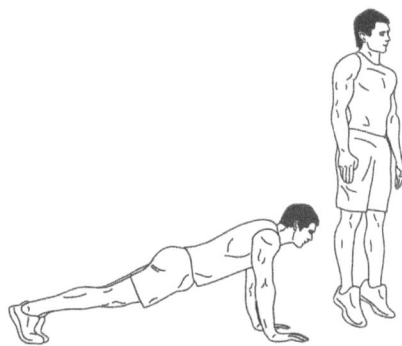

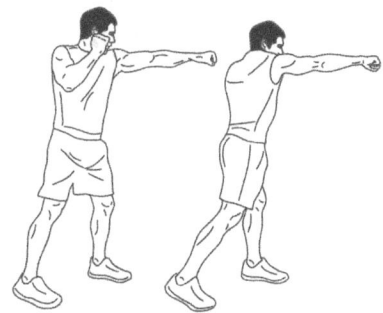

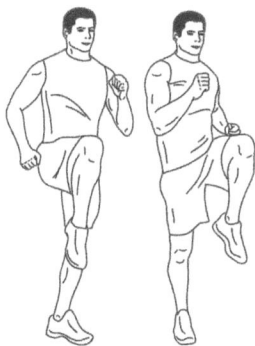

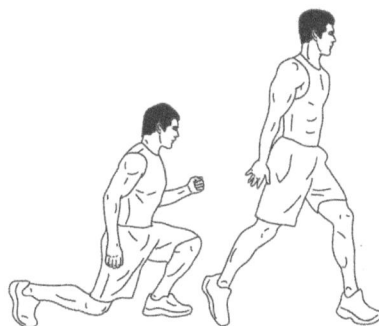

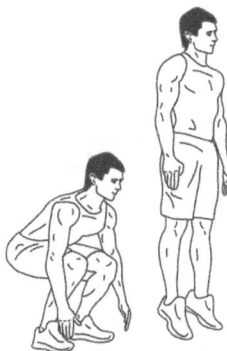

20 levées de genoux   **10** fentes sautées   **20** coups de poing de côté

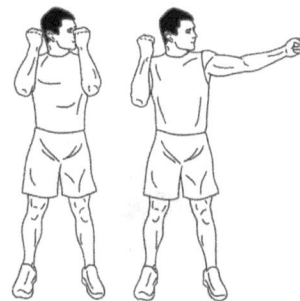

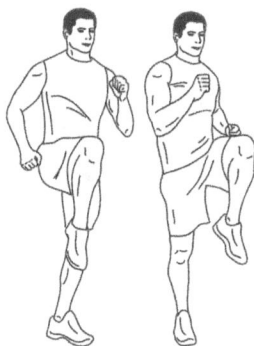

20 levées de genoux   **10** squats sautés   **20** coups de poing

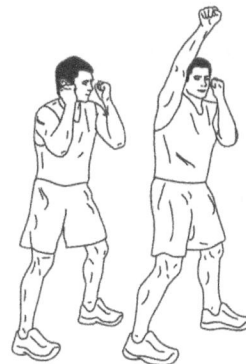

90 Sculptor

Sculptez votre corps, augmentez votre vitesse et poussez vos performances aérobies vers de nouveaux sommets avec l'entraînement Sculptor. Il combine tout cela et les exercices lents à la fin de chaque combo vous obligent à utiliser pleinement vos muscles.

OBJECTIF : FORCE & TONIFICATION

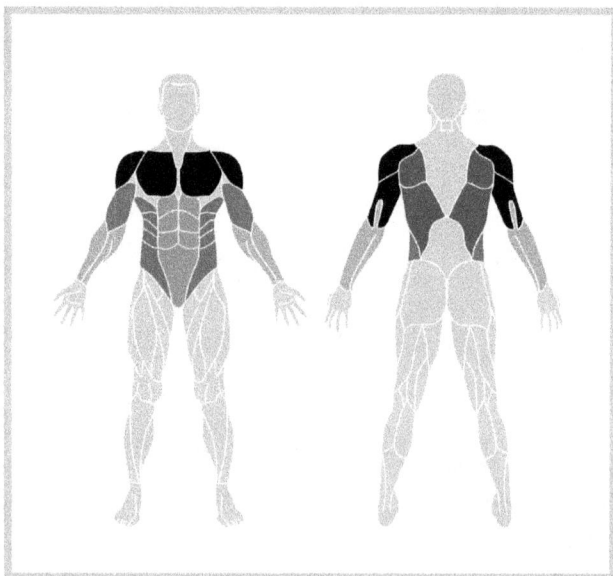

SCULPTOR

DAREBEE WORKOUT FOR ARMS, CHEST AND BACK
© darebee.com

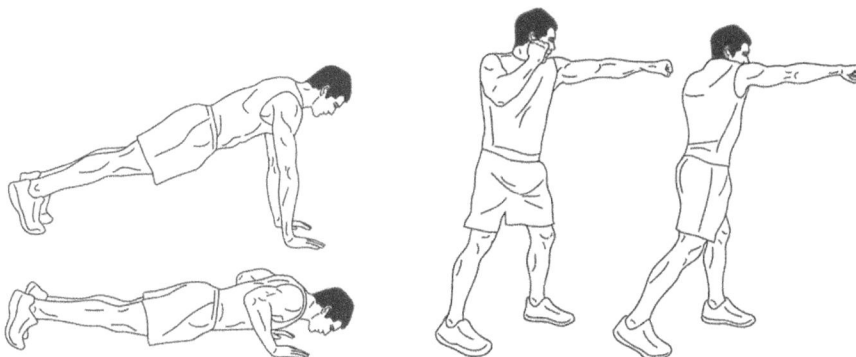

10 pompes
40 coups de poing
10 pompes
40 coups de poing
10 pompes
40 coups de poing
1 minute de repos

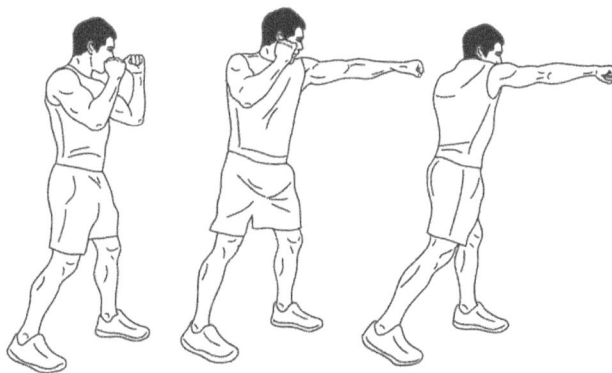

allez aussi vite que possible, sans arrêt

1 minute coups de poing
1 minute de repos
1 minute coups de poing
1 minute de repos

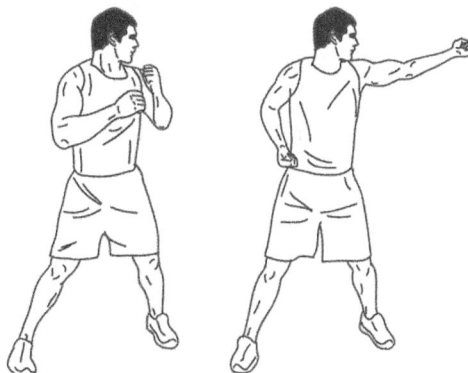

100 reps d'un côté, puis changez

200
coups de poing de côté

Finish !

91 Sentinel

Sentinel est un entraînement de force pout tout le corps de niveau 4. Il est conçu pour vous pousser rapidement dans la zone de transpiration et vous y maintenir alors que vous passez d'un exercice à l'autre, en travaillant tous les principaux groupes musculaires. Il offre force, stabilité et une sensation de puissance accrue.

OBJECTIF : FORCE & TONIFICATION

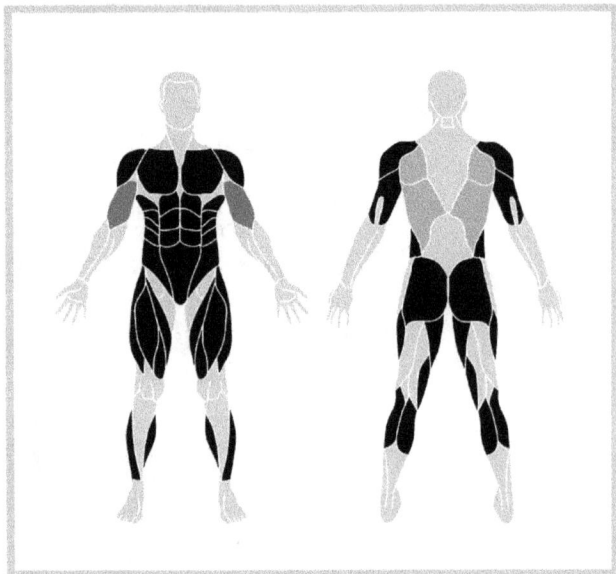

SENTINEL

DAREBEE WORKOUT © darebee.com

NIVEAU I 3 sets **NIVEAU II** 5 sets **NIVEAU III** 7 sets **REPOS** jusqu'à 2 min

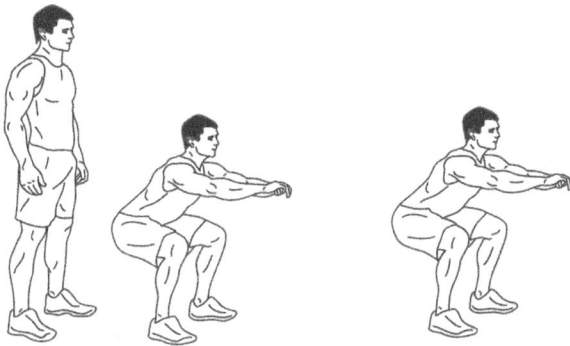

10 squats + **10-count** maintien

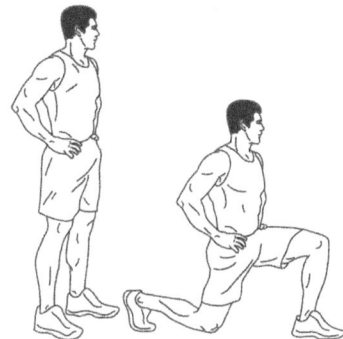

20 fentes

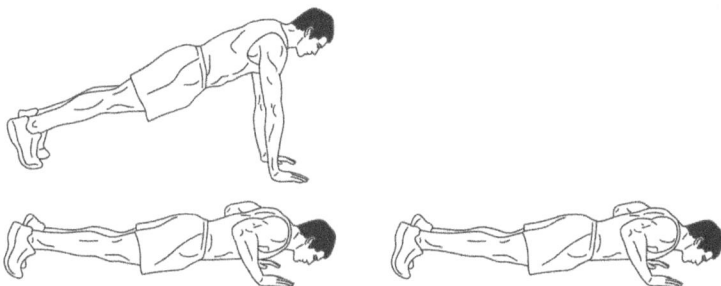

5 pompes + **5-count** maintien

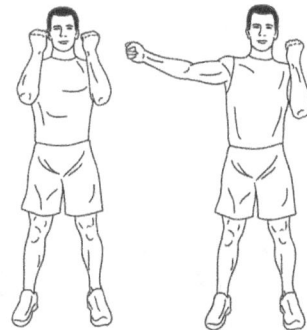

20 coups de poing de côté

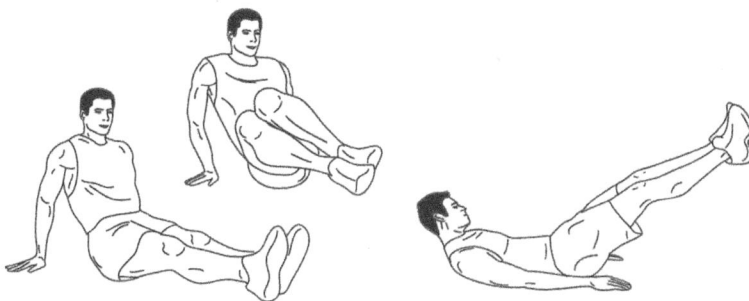

10 knee-in & twist + **10-count** maintien

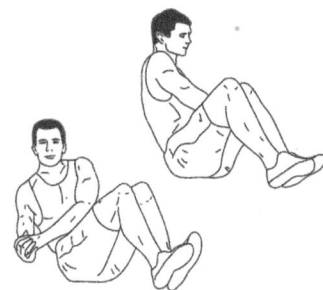

20 rotations russes

Sniper

Sniper, comme son nom l'indique, n'est pas le genre d'entraînement que vous faites sur un coup de tête. Étant un entraînement de niveau 4, il est conçu pour repousser les limites de votre performance, ce qui signifie que vous êtes dans la zone de sudation dès le premier set et qu'à partir de là, les choses ne font que devenir plus chaudes.

OBJECTIF : FORCE & TONIFICATION

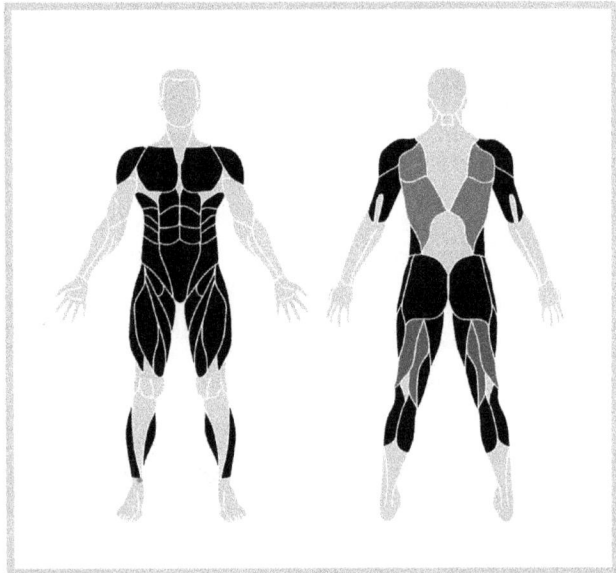

SNIPER

DAREBEE WORKOUT © darebee.com

NIVEAU I 3 sets **NIVEAU II** 5 sets **NIVEAU III** 7 sets **REPOS** jusqu'à 2 min

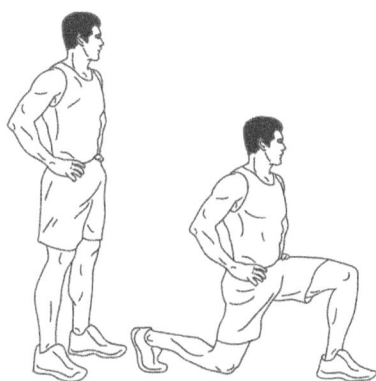

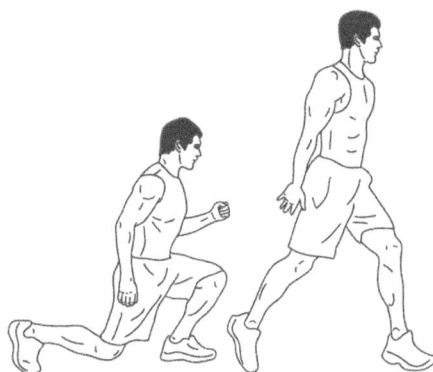

20 fentes   **20** fentes sautées   **20** levées de talons

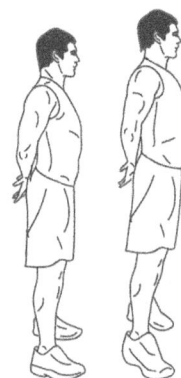

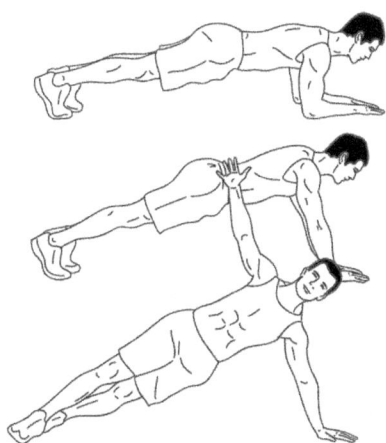

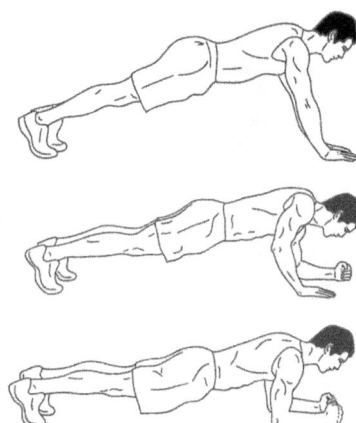

20 planches avec rotations   **20** grimpeurs   **20** planches dynamiques

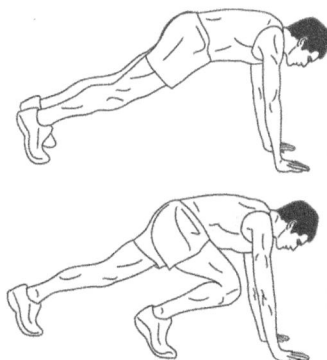

93 Splits

Faire le grand écart est dans la liste des choses à faire avant de mourir pour beaucoup entre vous. Mais avec l'entraînement Splits, vous pouvez y parvenir, étape par étape. Assurez-vous d'avoir le maintien des positions correcte tout au long. Faites-le régulièrement.

Astuce: Si vous faites cette routine après l'entraînement (vous êtes déjà échauffé), vous pouvez laisser tomber les jumping jacks et procéder immédiatement aux levées latérales de jambes.

OBJECTIF : STRETCHING

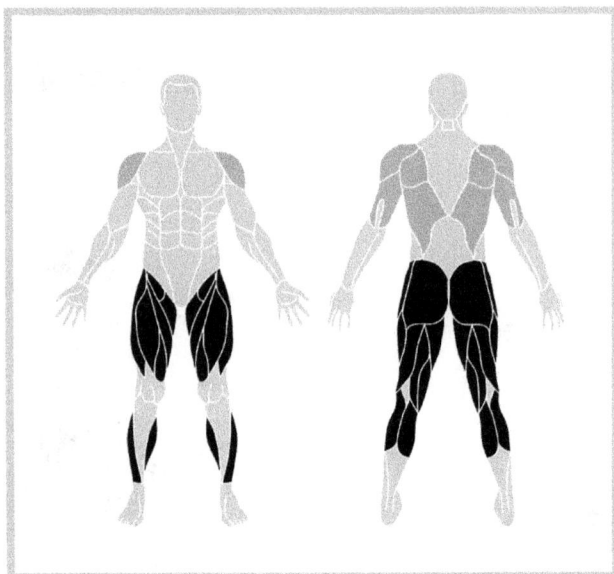

SPLITS

DAREBEE WORKOUT © darebee.com

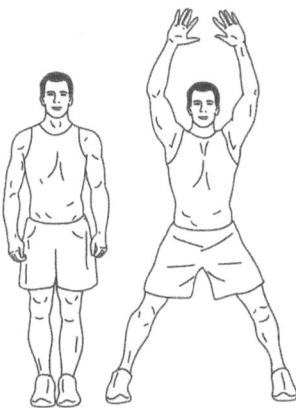

40 jumping jacks
1 minute de repos
40 jumping jacks
1 minute de repos
40 jumping jacks
1 minute de repos

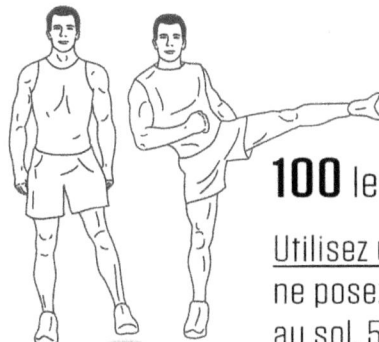

100 levées de jambes

Utilisez un appui mais
ne posez pas votre pied actif
au sol. 50 levées par jambe.

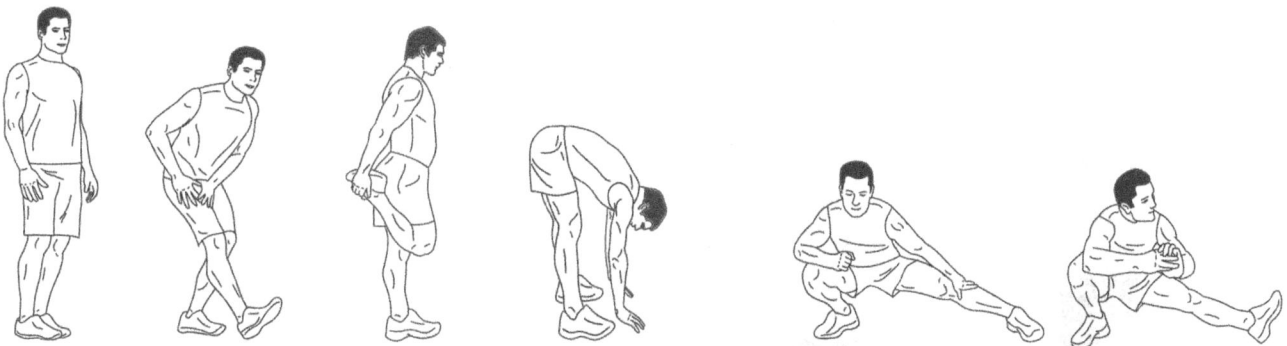

10 seconds chaque exercice; changez
de jambe et faites l'exercice de l'autre côté

10 fentes latérales profondes
10 fentes latérales orteils levés

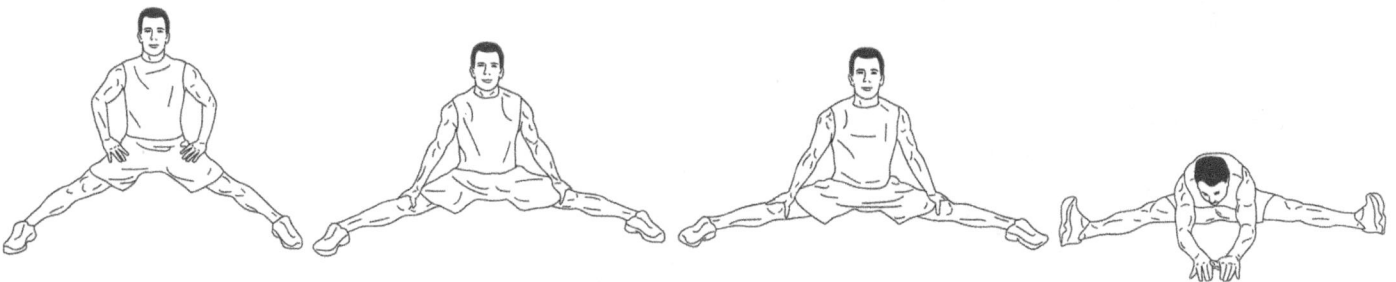

2 minutes grand écart - allez aussi bas que possible, puis asseyez-vous et penchez-vous
en avant comme illustré ci-dessus. Essayez d'aller plus bas chaque fois
que vous faites cet entraînement.

94 Springboard

Springboard vous aide à travailler vos quadriceps, mollets, fessiers, tendons inférieurs et abdominaux. Tout cela est la base d'une plus grande endurance, d'une forme physique améliorée et du type de contrôle musculaire qui vous transforme entièrement.

OBJECTIF : FORCE & TONIFICATION

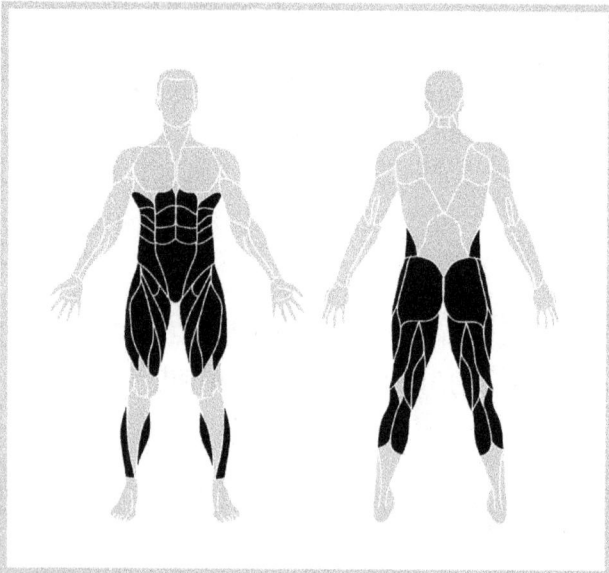

SPRINGBOARD

DAREBEE WORKOUT © darebee.com

NIVEAU I 3 sets **NIVEAU II** 5 sets **NIVEAU III** 7 sets **REPOS** 2 min

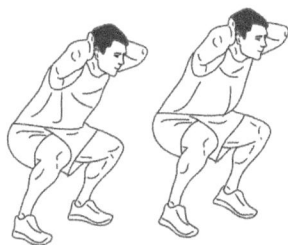

10 squat sauts

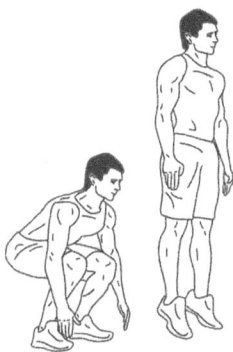

10 squats sautés

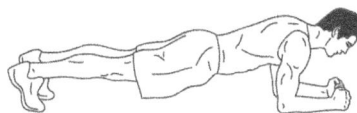

30sec planche

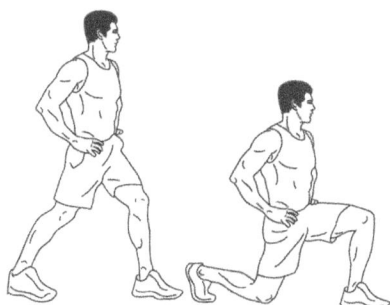

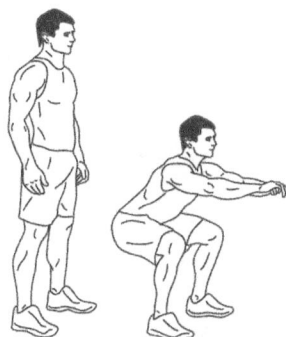

10 fentes sautées alternées

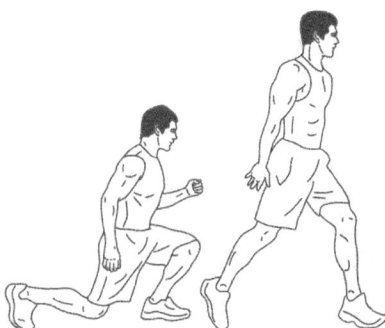

10 fentes sautées

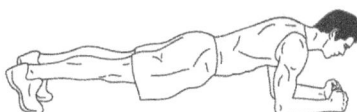

30sec planche

10 squats

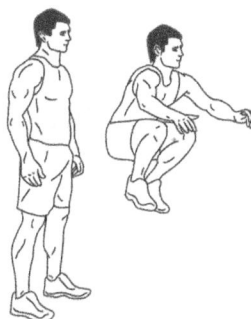

10 sauts groupés

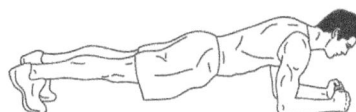

30sec planche

Static Zap

En ce qui concerne les entraînements de niveau 5, Static Zap est conçu pour tester les limites de votre force. D'un exercice à l'autre, les groupes musculaires sont chargés différemment. Nous nous battons toujours avec le poids de notre propre corps. Nous voulons qu'il soit plus léger afin de pouvoir le contrôler davantage. Eh bien, voici comment cela commence vraiment.

OBJECTIF : FORCE & TONIFICATION

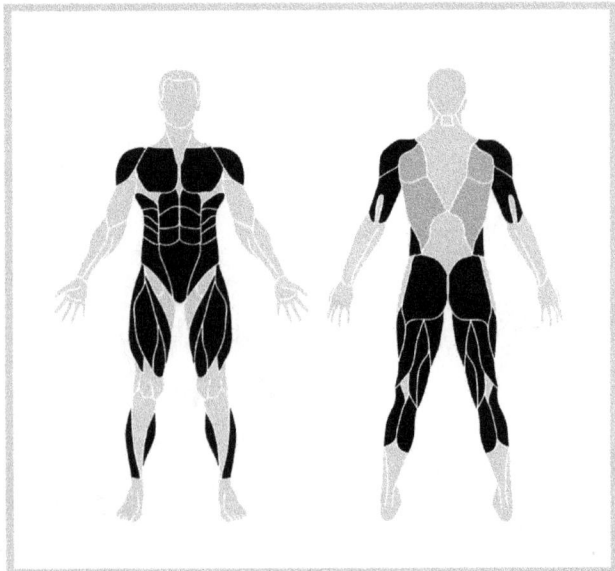

static zap

DAREBEE WORKOUT © darebee.com

NIVEAU I 3 sets **NIVEAU II** 5 sets **NIVEAU III** 7 sets **REPOS** jusqu'à 2 min

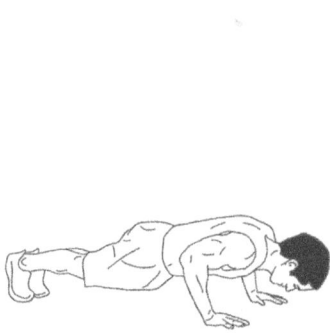

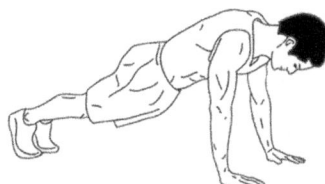

10-count push-up planche   **20** fentes sautées   **10-count** squat maintenu

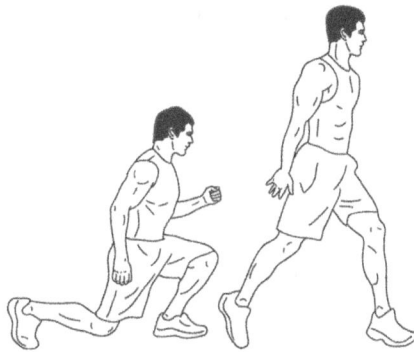

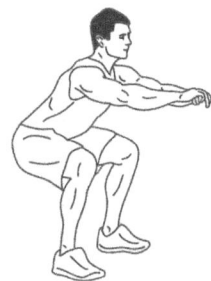

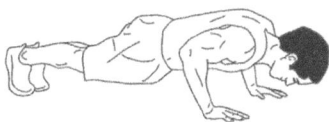

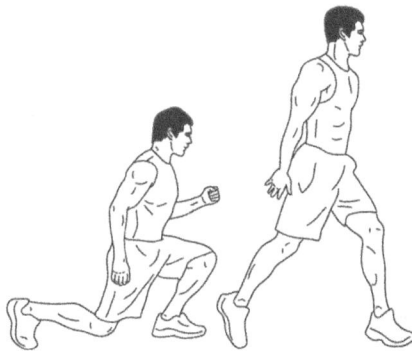

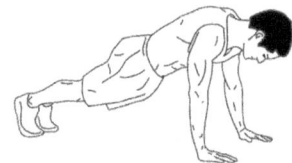

10-count push-up planche   **20** fentes sautées   **10** pompes lentes

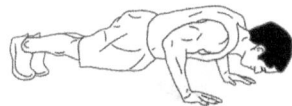

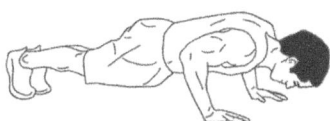

10-count push-up planche   **20-count** planche   **10-count** planche latérale

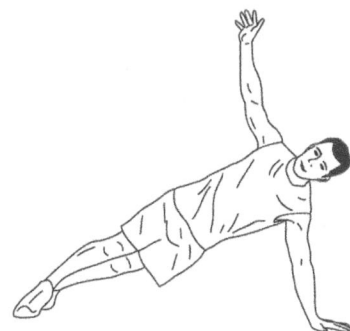

96 Super Plank

Il y a un exercice des forces spéciales chinoises où les soldats doivent agir comme un pont humain, utilisant leurs corps pour combler un gouffre étroit afin que leurs copains puissent ramper sur eux de l'autre côté. Eh bien, cela illustre totalement le concept de Super Plank. Vous voulez arriver au point où votre corps est un outil finement affûté. Vous pouvez lui faire faire ce que vous voulez. Votre corps est là pour vous protéger, la vie qu'il contient, pour vous assurer, en cas de besoin, de pouvoir l'utiliser d'urgence, il est pleinement capable de faire ce qu'il doit.

OBJECTIF : ABDOS

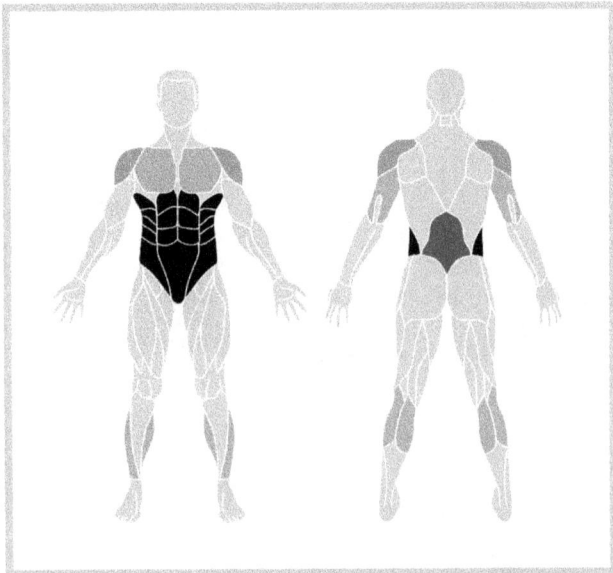

super plank

DAREBEE WORKOUT © darebee.com

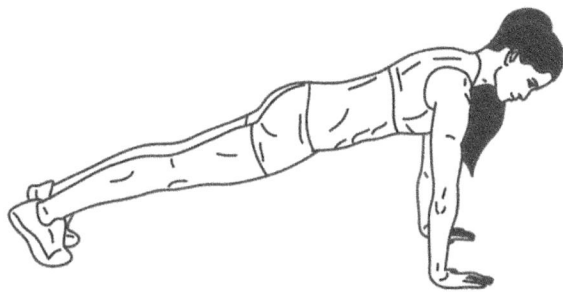

30sec planche

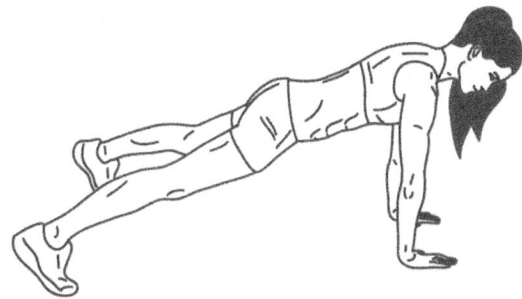

30sec planche jambes écartées

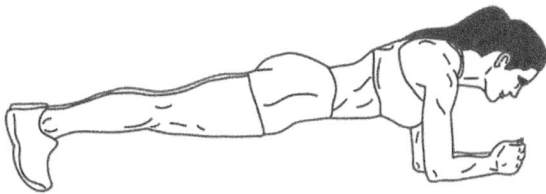

30sec planche sur les coudes

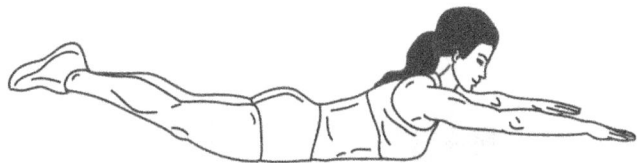

30sec planche superman

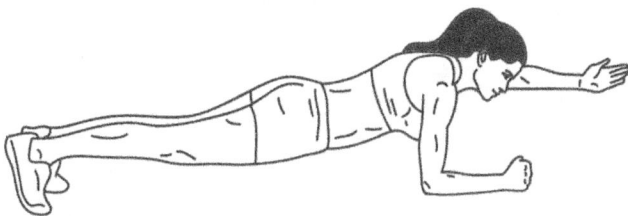

60sec planche bras levé
30 seconds - chaque bras

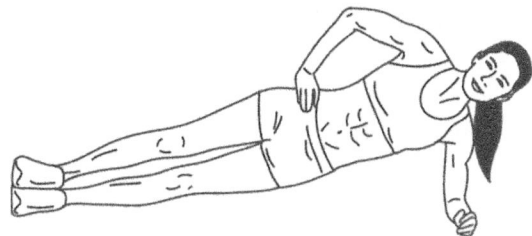

60sec planche latérale
30 seconds - chaque côté

Tank Top

Tank Top est un entraînement de force qui engage tous les groupes musculaires du haut du corps et active le core. Cela signifie que les mouvements sont lents et méticuleux, les pompes sont profondes, les coups de poing sont délibérés et utilisent un mouvement de tout le corps derrière eux. Ce qu'il fera, c'est que vous vous sentiez fort par la suite et cela contribuera à un meilleur tonus musculaire, à une performance physique accrue et au sentiment que vous êtes en contrôle de votre corps.

OBJECTIF : FORCE & TONIFICATION

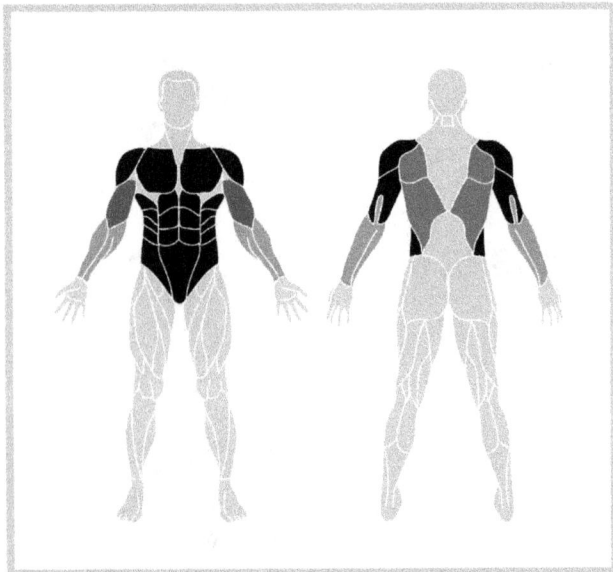

TANK TOP

DAREBEE WORKOUT
© darebee.com
NIVEAU I 3 sets
NIVEAU II 5 sets
NIVEAU III 7 sets
REPOS jusqu'à 2 min

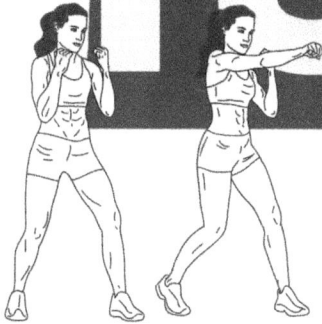

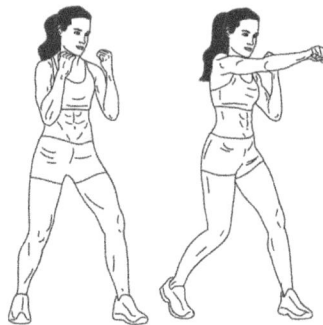

20 coups de poing

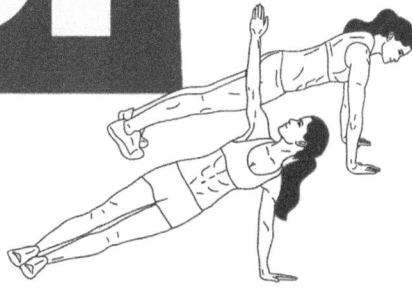

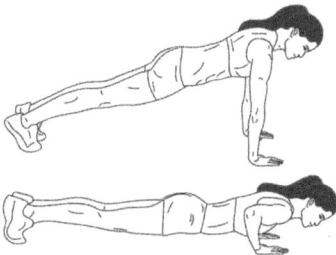

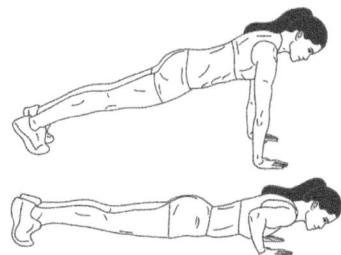

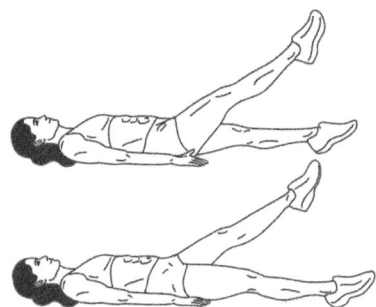

10 planche avec rotations

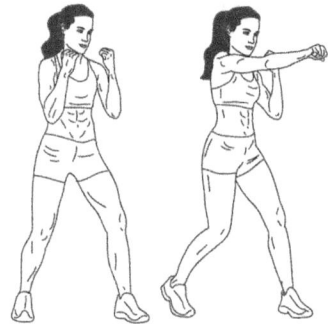

20 coups de poing

2 pompes

20 coups de poing

2 pompes

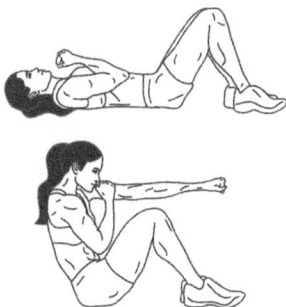

10 levées du buste avec coups de poing

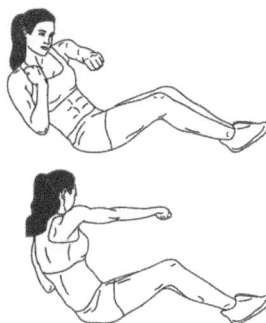

20 coups de poing

10 battements de jambes

98 Top to Bottom

Top To Bottom, comme son nom l'indique, est une routine d'étirement des tendons et des muscles du corps entier, parfaite pour une récupération ou un entraînement d'étirement à part entière. Effectué dans le cadre de votre récupération régulière après l'entraînement, il aide à maintenir la souplesse des muscles et des tendons, ce qui augmente la puissance et la vitesse.

OBJECTIF : STRETCHING

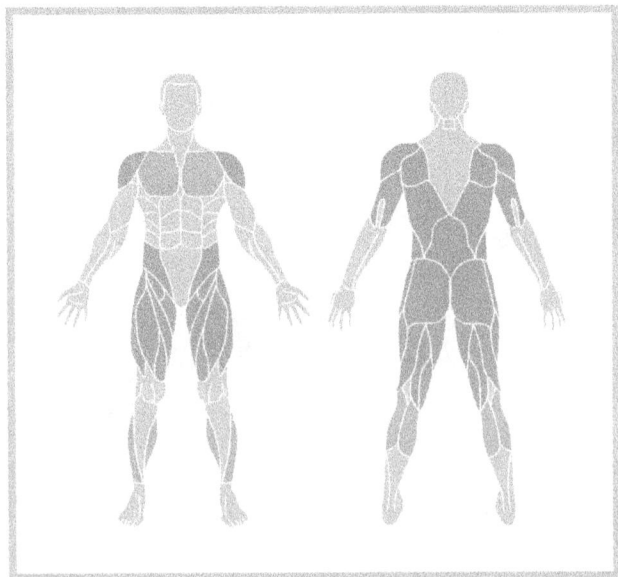

top to bottom

STRETCHING / COOLDOWN BY DAREBEE © darebee.com
Répétez chaque exercice pendant 20 sec / 20 sec de chaque côté

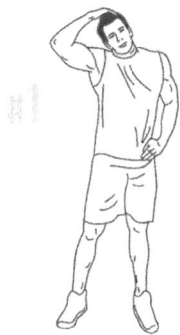

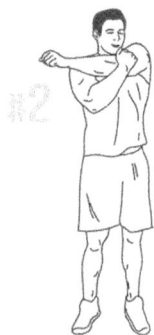

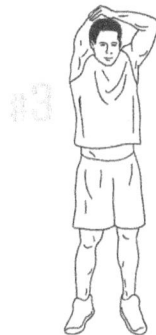

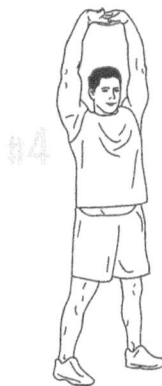

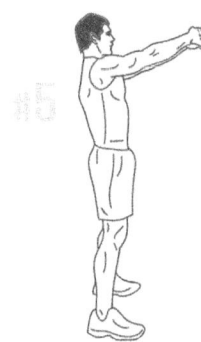

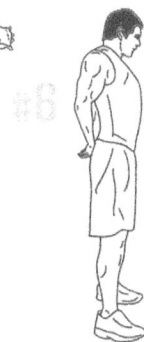

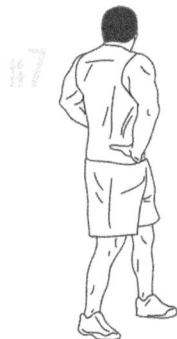

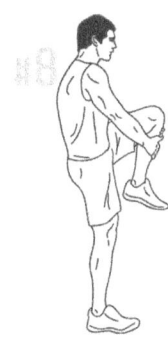

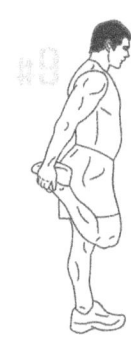

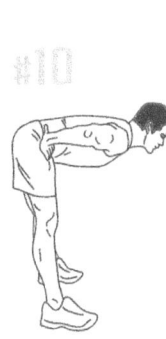

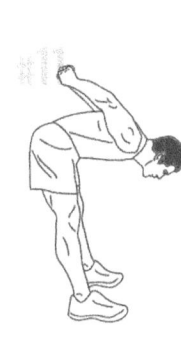

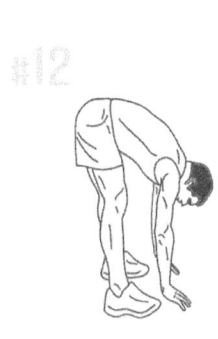

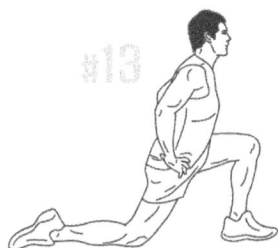

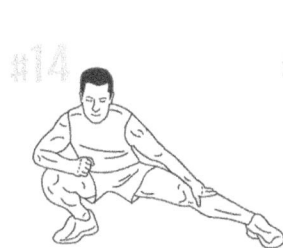

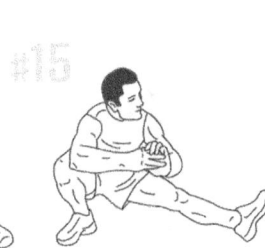

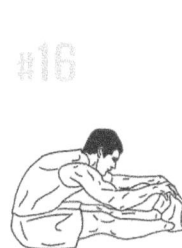

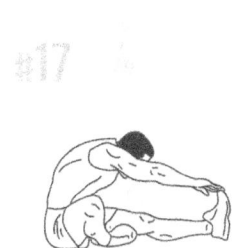

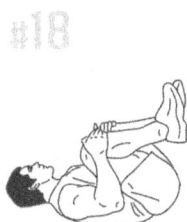

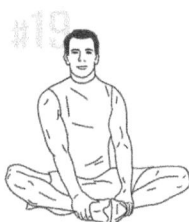

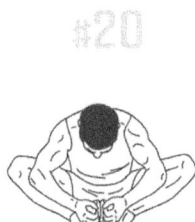

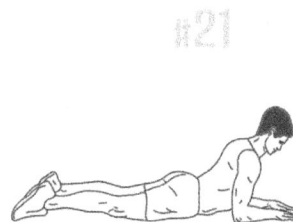

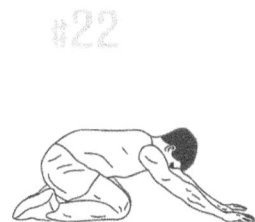

99 Valkyrie

Traditionnellement choisis pour sélectionner qui vécut ou mourut au combat, les Valkyries étaient des guerriers à part entière et les guerriers doivent toujours avoir la capacité de contrôler leur corps et de se déplacer rapidement, avec grâce, sous pression. L'entraînement Valkyrie vous aide à développer le type de force, d'équilibre et de contrôle musculaire requis par le rôle.

OBJECTIF : FORCE & TONIFICATION

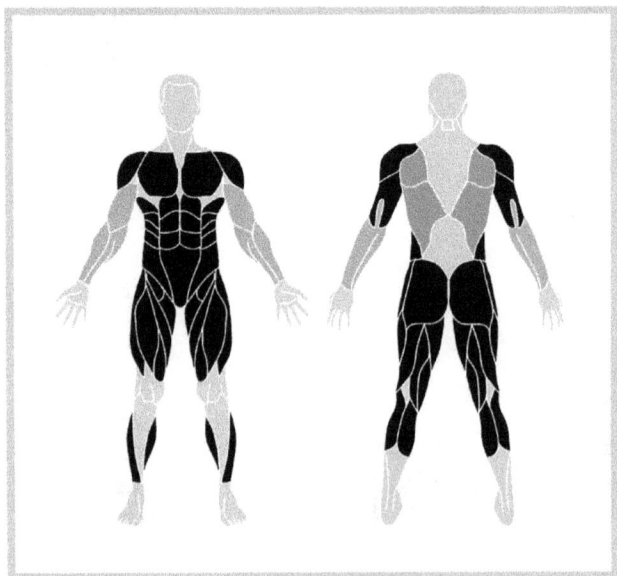

Valkyrìe

DAREBEE WORKOUT © darebee.com

NIVEAU I 3 sets **NIVEAU II** 5 sets **NIVEAU III** 7 sets **REPOS** jusqu'à 2 min

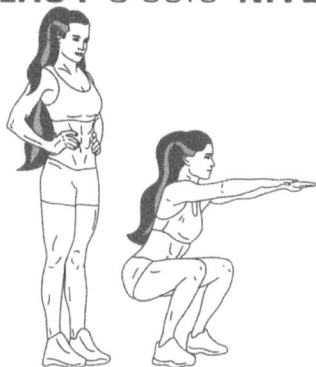

10 squats

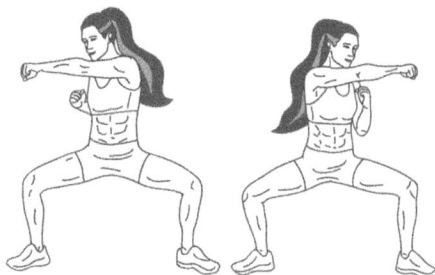

10 coups de poing

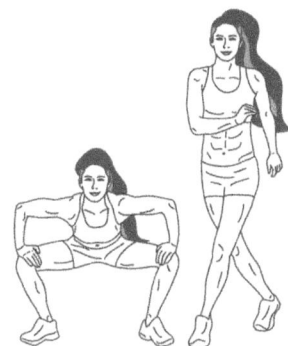

10 squats pas croisés

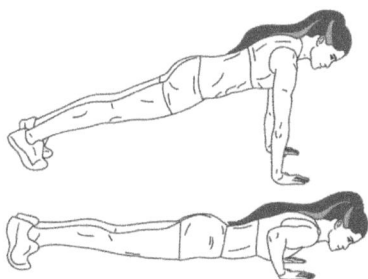

10 pompes

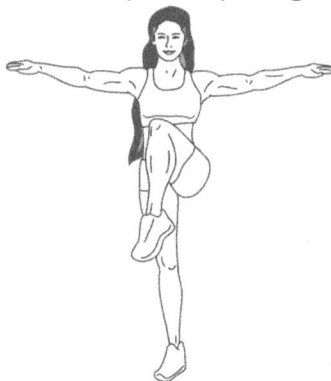

40sec position en équilibre

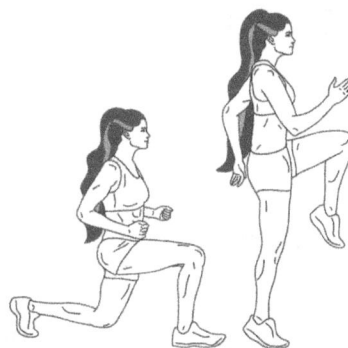

20 step-up fentes

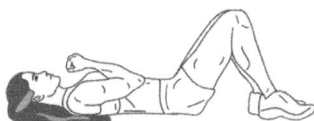

10 levées du buste avec coup de poing

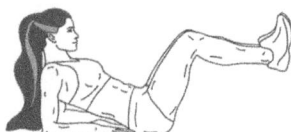

10 crunchs rameur

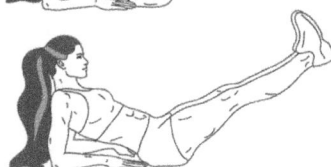

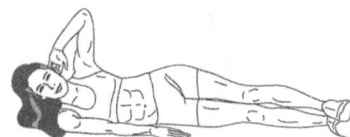

10 Vs de côté

100 Watch Me.

Tous les entraînements pour tout le corps n'ont pas besoin d'essayer de vous pousser aux limites de votre performance. Parfois, vous devez en avoir un qui fait bouger votre corps, vous aide à maintenir votre niveau de forme physique, mais vous pouvez toujours marcher tout de suite après et avoir suffisamment d'énergie pour aller à une fête. Watch Me est alors le choix parfait pour vous.

OBJECTIF : BRULE-GRAISSE

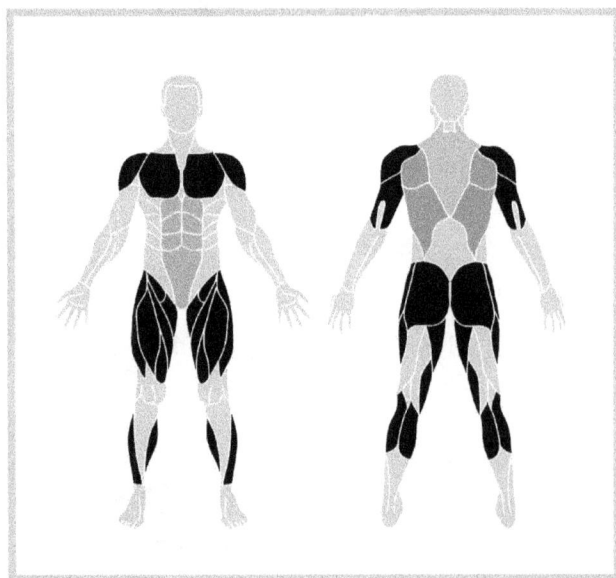

watch me.

DAREBEE CARDIO WORKOUT © darebee.com

NIVEAU I 3 sets **NIVEAU II** 5 sets **NIVEAU III** 7 sets

REPOS jusqu'à 2 minutes

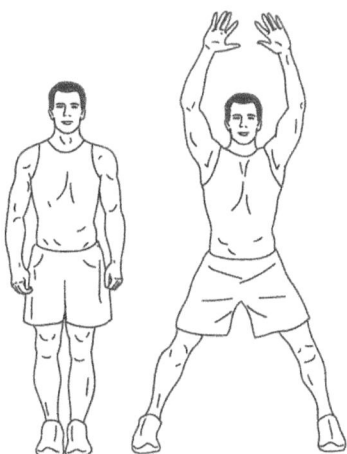
10 jumping jacks

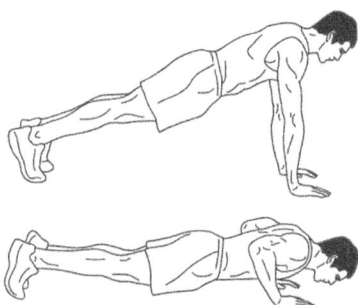
une pompe

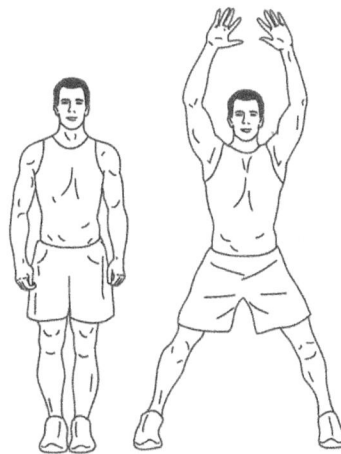
10 jumping jacks

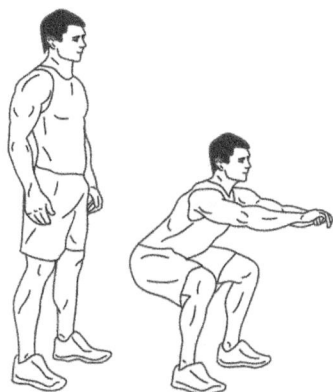
10 squats

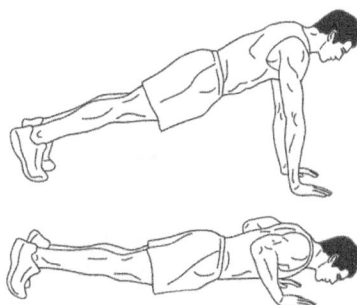
une pompe

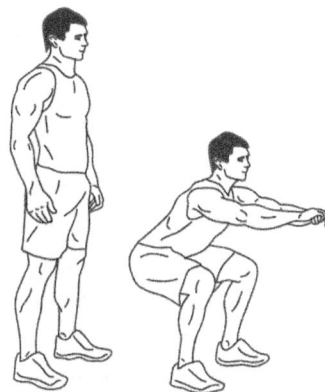
10 squats

LEXIQUE FRANÇAIS – ANGLAIS UTILISE DANS CE LIVRE

Abdo butt-ups	Butt-ups
Air bike crunchs	Air bike crunches
Balancier gauche-droit	Move from side-to-side
Barque	Hollow hold
Bascules sur les côtés	Side-to-side tilts
Battements de jambes	Flutter kicks
Boxe dans le vide	Shadow boxing
Bras écartés maintenus	Raised arm hold
Bras levés mains croisées maintenus	Overheaded arm lock hold
Bûcherons	Cross chops
Burpees / ou Saut de grenouille	Burpees
Burpees basiques avec saut	Basic burpees with jump
Cercles avec jambes levées	Raised leg circles
Cercles de bras	Raised arm circles
Cercles de poings	Speed bag punches
Chaise	Wall sit
Chien tête en haut	Upward dog
Ciseaux	Scissors
Ciseaux dynamiques	Scissor steps
Ciseaux rapides	Fast scissors
« Coup de couteau »	Knife hand strike
Coup de coude	Elbow strike
Coup de paume	Palm strike
Coup de pied de face	Front kicks
Coup de pied de face maintenu	Front kick hold
Coup de pied en tournant	Back leg low turning kick
Coup de pied latéral maintenu	Side kick hold
Coup de poing de côté / ou Backfist	Backfist
Coup de poing vers le haut	Overhead punches
Coups de ciseaux	Scissor chops
Coups de genou	Knee strikes
Coups de mains serrées	Side-to-side chops
Coups de pied de côté	Side kicks
Coups de pied lents	Slow front kicks
Coups de pieds sur le côté	Turning kicks
Coups de poing	Punches
Coups de poing en position assise	Sitting punches
Coups de poing jambes fléchies	Squat hold punches
Coups de poing sur les côtés	Side-to-side backfists
Coups lents	Slow kicks
Coups rapids	Fast kicks
Crunch maintenu	Crunche hold
Crunchs avec jambes levées	Raised legs crunches

Crunchs bras tendus	High crunches
Crunchs genou-au-coude	Knee-to-elbow crunches
Crunchs inversés	Reverse crunches
Crunchs rameur	Crunch kicks
Diver pompes	Diver push-ups
Double flexion	Double squat
Essui-glaces en V	V-wipers
Etirement de l'aine	Groin stretch
Etirement des épaules	Cross neck elbow stretch
Etirement des ischio-jambiers	Leg to chest stretch
Etirement des quadriceps	Quad stretch
Etirement des triceps	Elbow stretch
Etirement du bas du dos	Hamstring stretch
Fente latérale maintenue	Deep lunge hold
Fente latérale orteils levés maintenue	Deep lunge hold (toes up)
Fentes avec coups de main	Lunge push strikes
Fentes d'archer	Archer lunges
Fentes latérales	Side lunges / Side-to side lunges
Fentes latérales rapides	Fast side-to-side lunges
Fentes profondes lentes	Slow side lunges
Fentes sautées	Jumping lunges
Fentes sautées altérnées	Split lunges
Flexion avant debout	Gravity toe touches
Flexion avant en équilibre maintenue	Bent over balance hold
Flexion avant maintenue	Bent over hold
Flexion avec mains serrées	Arm grip stretch hold
Flexions de buste en avant	Forward bends
Flexions de jambes / ou Squats	Squats
Flexions sautées / ou Squats sautés	Jump squats
Flexions talon levé	Squat calf raises
Genou levé maintenu	Raised knee hold
Genou-au-coudes	Knee-to-elbows
Grand écart latéral	Side split
Grimpeurs	Climbers
Grimpeurs lents	Slow climbers
Grimpeurs toucher-pied	Climber taps
Jambes levées en comptant jusqu'à 10	10-count raised leg hold
Jumping jacks / ou Sauts jambes et bras écartées	Jumping jacks
Jusqu'à épuisement	To failure
La centaine Pilates	Hundreds
Levée de jambes maintenue	Raised leg hold
Levées de bras	Arm raises
Levées de bras + jambe en planche	Plank alt arm/leg raises
Levées de bras à l'horizontale	Side arm raises

Levées de genoux	High knees
Levées de jambe en planche	Plank leg raises
Levées de jambes	Leg raises
Levées de jambes tendues	Stright leg bounds
Levées du buste	Sit-ups
Levées du buste avec coup de poing	Sit-up punches
Levées du buste papillon	Butterfly sit-ups
Levées genoux	Knee raise
Levées latérales de jambes	Side leg raises
Levées rapides de pied en arrière	Low back kicks
Lunges / ou Fentes	Lunges
Mains serrées en comptant jusqu'à 20	20-count arm hold
Marche avec torsions	March twists
Mi-flexions de genoux	Half windshield wipers
Mouvements de jambes sur le côté	Side leg swings
Pas chassés en mi-flexion	Half squat rows
Pas de marche	March steps
Planche body saw	Body saw
Planche dynamique vers fentes	Plank into lunges
Planche en comptant jusqu'à 10	10-count plank
Planche jambes écartées	Wide leg plank
Planche knee-ins	Plank knee-ins
Planche latérale	Side plank
Planche latérale bassin levé	Side plank raises
Planche latérale en étoile	Side star plank
Planche latérale toucher-genou	Side plank knee taps
Planche pieds écartés/serrés	Plank jacks
Planche push-up	Push-up plank
Planche step-out	Plank step-out
Planche sur les coudes	Elbow plank
Planche walk-out	Plank walk-out
Planche walk-out + toucher-épaule	Walk-out + shoulder tap
Planches avec rotations	Planks with rotations
Planches dynamiques	Up and down planks
Planche jump-ins	Plank jump-ins
Pompes	Push-ups
Pompes avec crunch de côté	Side crunch push-ups
Pompes Dragon	Dragon push-ups
Pompes dynamiques vers fentes	Push-ups into lunges
Pompes jambe levée	Raised leg push-ups
Pompes lentes	Slow push-ups
Pompes mains décalées	Staggered push-ups
Pompes pieds croisés	Stackedfeet push-ups
Pompes prise large	Wide grip push-ups

Pompes prise serrée	Close grip push-ups
Pompes rapides	Fast push-ups
Pompes sautées	Power push-ups
Pompes toucher-épaule	Push-up shoulder tap
Pompes triceps	Tricep push-ups
Pont sur le côté	Side bridges
Ponts	Bridges
Ponts complets	Full bridges
Ponts jambe levée	Raised leg bridges
Ponts sur une jambe	One legged bridges
Position en équilibre	Balance stand
Position en étoile	Star hold
Relevées	Get-ups
Rotations du bassin	Half wipers
Rotations en planche latérale	Side planks rotations
Rotations latétales de bras	Arm rotations
Rotations russes	Sitting twists
Saut ape hop	Ape hop
Saut de côté	Jump to the side
Sauts écarté-serré	Half jacks
Sauts en squat	Squat hops
Sauts en frappant les talons	Hop heel clicks
Sauts groupés	Jump knee tucks
Sauts hauts en frappant les talons	High jumps with heel click in the air
Sauts sur les côtés	Side-to-side jumps
Sauts toucher-pied	Toe tap jumps / Toe tap hops
Squats sur place	Split squats
Step-up fentes	Lunge step-ups
Talons fesses	Butt kicks
Talons levés	Calf raises
Torsion du buste	Side chop / Twists
Toucher-cuisse	Thigh taps
Toucher-épaule	Shoulder taps